14,10.

Jenny McCarthy

Achtung Schwanger!

Jenny McCarthy

ACHTUNG SCHWANGER!

Alles, was Ihnen garantiert noch niemand über Schwangerschaft und Geburt erzählt hat

mvgverlag

Bibliografische Information der Deutschen Nationalbibliothek
Die Deutsche Nationalbibliothek verzeichnet diese Publikation in der Deutschen Nationalbibliografie.Detaillierte bibliografische Daten sind im Internet über **http://d-nb.de** abrufbar.

Für Fragen und Anregungen:
jennymccarthy@mvg-verlag.de

1. Auflage 2011

Nymphenburger Straße 86
D-80636 München
Tel.: 089 651285-0
Fax: 089 652096

Die englische Originalausgabe erschien 2004 bei Da Capo Press unter dem Titel *Belly Laughs*.

Übersetzung: Katrin Schnelle, Bochum
Redaktion: Caroline Kazianka, München
Umschlaggestaltung: Maria Wittek, München
Umschlagabbildung: iStockphoto
Satz: Grafikstudio Foerster, Belgern
Druck: CPI – Ebner & Spiegel, Ulm
Printed in Germany

ISBN 978-3-86882-228-1

Für Evan

den kleinen Mann, der Mamis Welt verändert hat.

Danke, dass du meine Seele mit Kichern anfüllst
und mir erlaubst, die Art von Liebe zu erfahren,
von der ich bisher nur in Märchen gelesen habe.

Du bist mein Sonnenschein.

Inhalt

Sie sind also schwanger!

Schwanger werden

Eigentlich heißt es ja immer, dass es leicht ist, schwanger zu werden. Dennoch wissen die meisten von Ihnen, dass das eine ganz schöne Schinderei sein kann – und nicht ansatzweise so einfach ist, wie es damals im Sexualkundeunterricht dargestellt wurde. Trotzdem haben Sie diesen schwierigen Teil jetzt hinter sich gebracht und den Job erledigt. Herzlichen Glückwunsch und willkommen im Club! Sie haben endlich die Möglichkeit, Ihre Gebärmutter vollständig zu nutzen, und Sie werden Ihre Vagina so kennenlernen, wie Sie es sich niemals hätten vorstellen können.

Wie Ihnen die meisten Mütter verraten können, ist eine Schwangerschaft eine emotionale Achterbahnfahrt voller Lachen, Weinen, Schmerzen, Beschwerden und Liebe, die Sie in dieser Intensität niemals zuvor erlebt haben. Aber weil sie es mit der Zeit entweder erfolgreich verdrängt haben oder Ihnen keine Angst machen wollen, verschweigen die meisten Mütter, wie hart eine Schwangerschaft (und letztlich vor allem die Geburt) sein kann. Merken Sie sich aber eines: Das Ganze ist hart, manchmal sogar brutal! Doch wenn ich das alles geschafft habe, dann kann es wirklich JEDE schaffen.

Ich wusste eigentlich schon immer, dass ich dafür bestimmt war, etwas wirklich GROSSES im Leben zu schaffen, und heute weiß ich, dass es genau das war. Eines Tages einen Oscar gewinnen – unwichtig! … ICH HABE ENTBUNDEN! Meiner Ansicht nach sollten Frauen für ihre Stärke, Ausdauer und Bereitschaft zu entbinden täglich aufs Neue vergöttert werden und allergrößten Dank erhalten. Wenn das Kinderkriegen Männersache wäre, dann wären Adam und Eva sicher die einzigen Menschen geblieben, die jemals auf Erden wandelten.

Falls Sie sich dieses Buch bewusst gekauft haben, ist Ihnen meine Offenheit, was bestimmte Dinge – unter anderem Anatomie und Körperfunktionen – betrifft, sicherlich geläufig. Falls Ihnen allerdings jemand dieses Buch geschenkt hat und Sie vorher noch nie von mir gehört haben, bitte ich Sie als Erstes um Entschuldigung, denn die Schwangerschaft hat meiner Offenheit eine völlig neue Dimension verliehen. Ich habe festgestellt, dass ich ohne Scheu über Vorgänge in mir selbst sprechen kann, was den meisten Frauen viel zu peinlich wäre. Aber die Dinge, die ich erlebt habe, werden Sie wahrscheinlich auch erleben. Es ist immens beruhigend zu wissen, dass andere Frauen ähnlich unangenehme Geschichten durchleben müssen wie man selbst. Und auch Sie werden ganz sicher einiges durchmachen, meine Liebe.

Keine schwangere Frau ist von den Widrigkeiten, die vor ihr liegen, jemals gänzlich verschont geblieben. Natürlich ist es für einige einfacher als für andere, aber auf irgendeine Weise ist jede Schwangere betroffen. Und genau das macht sie zum berechtigten Mitglied in diesem riesigen Club. Nicht einmal Ihr Gynäkologe kann, auch wenn er noch so hilfreich und verständnisvoll sein mag, Zutritt zu diesem Club erhalten. Denn er hat diesen

Prozess zwar aus nächster Nähe miterlebt, doch sicherlich nie versucht, eine Wassermelone durch das Loch in seinem Penis zu quetschen, nur um annähernd die Schmerzen seiner Patientinnen nachempfinden zu können.

Die Quintessenz aus all dem Erlebten lautet: Reißen Sie sich zusammen. Das einzig Gute an den entsetzlichen Dingen, die mir widerfahren sind, ist, dass ich alles hier zu Ihrem Lesevergnügen wiedergeben kann. Von mir werden Sie erfahren, wie eine Schwangerschaft wirklich ist.

Manchmal werde ich Sie damit wahrscheinlich zum Lachen bringen, und manchmal werden Sie Angst bekommen, aber auf jeden Fall kann Sie dann nichts mehr überraschen. Ich halte es für enorm wichtig, die ganze Bandbreite der Absonderlichkeiten, die Ihnen widerfahren können, zu kennen. Und eines ist sicher: Ich würde keine Sekunde zögern, das alles noch einmal zu machen, und ich wette, dass es Ihnen schlussendlich genauso gehen wird.

Schatz, dein Sperma funktioniert tatsächlich!

Schwangerschaftstests

Endlich einmal hat er sein Sperma für einen guten Zweck vergossen. Seine armen kleinen Fischchen mussten auch nicht in einem kalten Gummi sterben, in Spermizid ertrinken oder aus Ihrem Haar gespült werden. Diesmal haben sie ihren eigentlichen Zweck erfüllt, und der kleine Messstab, der Ihre Zukunft verändern kann, hat bestätigt, dass sich Ihr Leben tatsächlich verändern wird. So war diese Zeit für mich:

Während mein Mann und ich uns an der Zeugung »versuchten«, hatten wir beim Sex immer Scheu davor, irgendetwas scheinbar Unangemessenes zu tun, also etwa das kleinste Geräusch von uns zu geben. Wahrscheinlich haben nicht einmal Missionare es so leise und brav getan wie wir zu dieser Zeit. Da wir uns bewusst waren, dass wir dabei waren, Leben zu erschaffen, wollte ich keinesfalls riskieren, dass mir mein Mann einen frechen Klaps auf den Hintern gab oder mich ein ungezogenes Miststück nannte. Unsere Unschuld schien sich auszuzahlen, denn Wochen später entdeckte ich, dass ich schwanger war. Diese Entdeckung war das Tollste an dem ganzen Prozess.

Wir waren auf einer Geschäftsreise in New Orleans, besser gesagt, er musste arbeiten und ich begleitete ihn, da ich so ungern allein zu Hause blieb. Nachdem wir angekommen waren, gingen wir abends essen. Und zum ersten Mal erlebte ich da eine Not, die mir bald sehr vertraut sein sollte: das schlagartig gähnende Loch in meinem Magen, das unbedingt schnell gefüllt werden musste.

Sobald wir am Tisch saßen, bat ich den Ober höflich, uns sofort etwas Brot zu bringen. In meiner Stimme lag bereits eine Dringlichkeit, die an Hysterie grenzte, und der Ausdruck auf meinem Gesicht bereitete meinem Mann offenbar Sorgen. Denn er bot mir einen Kaugummi an, um die Wartezeit zu überstehen – ein Angebot, das ich mit der Erwiderung quittierte, dass er sich diesen Kaugummi sonst wohin stecken könne. Nachdem eine weitere Minute vergangen und immer noch kein Brot in Sicht war, hielt ich jeden auf, der an unserem Tisch vorbeimarschierte, und bat ihn, uns verdammt noch mal möglichst schnell Brot zu bringen. Minuten erschienen mir wie Stunden. Doch immer noch kein Brot.

Tränen stiegen mir in die Augen, als ich meinen Mann anbettelte, in die Küche zu gehen und sich dort Brot zu schnappen. Er ahnte wohl, dass ich gleich über unseren Tisch an den Nebentisch springen und mich dort auf das Brot stürzen würde, wenn er nicht sofort loszöge. Oder vielleicht sogar handgreiflich gegen unseren Ober werden würde.

Auf jeden Fall ging er los, mein Mann. Wie (von ihm) angewiesen, blieb ich am Tisch sitzen, war aber vor Hunger schon fast außer mir. Einen kurzen Moment lang durchzuckte mich der Gedanke, dass ich vielleicht einen Bandwurm hätte, dann aber sah ich am Horizont meinen Mann auftauchen mit dem wunderbarsten Weißbrot in Händen. In diesem Augenblick war er mein Held.

Mein Mann hatte mir Brot gebracht, dafür liebte ich ihn. Was sind schon Diamanten! Als ich mich an diesem Abend schlafen legte, machte ich mir immer noch Sorgen über den Bandwurm, doch es sollte die letzte Nacht sein, in der ich mich mit diesem Gedanken herumplagte, denn die Entdeckung meiner Schwangerschaft folgte am nächsten Morgen.

Mein Mann ging sehr früh arbeiten, während ich mit Krämpfen im Hotelbett lag und jammerte. Bevor wir zu dieser Reise aufgebrochen waren, hatte mir mein Mann einen Schwangerschaftstest gekauft und ich, skeptisch wie immer, Tampons. Im Laufe des Morgens wurden meine Krämpfe so schlimm, dass ich mir ganz sicher war, dass meine Periode im vollsten Gange war. Also schnappte ich mir einen Tampon, ging zur Toilette, riss mir in Erwartung blutiger Tatsachen die Unterhose herunter – aber NICHTS!

Einen Moment lang starrte ich den Tampon an, beschloss, ihm ein zweites Leben zu schenken, und legte ihn in die Schachtel zurück. Dann ging ich wieder ins Zimmer und griff nach dem Schwangerschaftstest, den mein Mann mir unbedingt hatte andrehen wollen. Als ich auf den Stab pinkelte, hoffte ich, schwanger zu sein, aber eigentlich war ich mir sicher, dass ich es nicht war. Sobald ich fertig war, hielt ich den Stab in die Luft, und augenblicklich erschien ein Pluszeichen. Ungläubig starrte ich dieses harmlos wirkende Plastikteil an. Das Sperma meines Mannes hatte also einwandfrei funktioniert, und auch meine Eier waren nicht zu faul. Oh Gott. OH GOTT. ICH BIN SCHWANGER!!

Ich rannte sofort zum Spiegel, um meinen Gesichtsausdruck zu überprüfen. Und wissen Sie was? Ich habe mich ehrlich gesagt noch niemals glücklicher gesehen. Ich war richtiggehend albern, kicherte mir selbst im Spiegel zu und begann herumzuhüpfen, dann blickte ich auf meinen Bauch und lächelte. Wir hatten Leben erschaffen. Am liebsten hätte ich mich dem Embryo vorgestellt und ihm gesagt, dass er die Zeit genießen solle. Und ganz deutlich erinnere ich mich daran, dass ich dachte: Ich werde eine großartige Mutter sein.

Da mein Mann nicht innerhalb der nächsten zehn Stunden ins Hotel zurückkam, folgte die längste Warterei aller Zeiten. Aber das Warten war es wert, schließlich wollte ich ihm die Nachricht nicht am Telefon erzählen. Ich wollte die Gefühle in seinem Gesicht sehen.

Als er die Tür öffnete, bemerkte er sofort einen seltsamen Blick an mir, und natürlich konnte ich es nicht lange aushalten und verriet bald schon so beiläufig wie möglich: »Ich bin übrigens schwanger, Schatz.« Er schaute mich an, und sein Gesicht wurde ganz weich, dann drückte und küsste er mich und pries als Nächstes sein Sperma. Er war unheimlich stolz auf sich. Und ich war stolz auf uns. Während wir darüber diskutierten, welchen Namen das Kind tragen sollte und welche Eigenschaften wir uns für unser Kind erhofften, schliefen wir ein.

Mein Mann hatte wirklich wenig Ahnung davon, was da nun auf ihn zukommen sollte. Und damit meine ich nicht die Probleme mit einem Neugeborenen, nein. Er würde nun die Verrücktheiten und Tiefpunkte ertragen müssen, die seine schwangere Frau erleben würde. Begleiten Sie uns durch diese schwierige Zeit …

Kotzeritis

Morgendliche Übelkeit

Wie jede Frau, die das durchgemacht hat, weiß, ist der Ausdruck »morgendliche Übelkeit« völliger Blödsinn. Denn der Morgen hat damit herzlich wenig zu tun. Bei mir begann die Übelkeit am Morgen und hielt den ganzen Tag hindurch an. Die Begrenzung auf den Morgen muss sich wohl ein Mann ausgedacht haben, der das alles nur für Einbildung hielt und hoffte, dass die Frauen spätestens ab Mittag die Klappe halten würden. Aber das stimmt so nicht, Freundchen! Komm du ruhig gegen 17 Uhr bei mir zu Hause vorbei, dann zeig ich dir, dass ich dich immer noch vollkotzen kann.

Einige Frauen, die ich kenne, hat es sehr schlimm getroffen, andere weniger. Einige haben den ganzen Tag über alle 15 Minuten gekotzt und andere bloß ein paarmal am Tag. Meiner Meinung nach ging es mir noch viel schlechter als den Kotzerinnen, denn mir war ständig übel, und zwar so, dass ich würgen musste. Sie kennen sicherlich das Gefühl, kurz bevor Sie sich übergeben müssen, wenn Ihr Mund zu wässern beginnt, Sie anfangen zu schwitzen und in der Hoffnung zur Toilette rennen, dass alles herauskommt und Sie sich dann nicht mehr so furchtbar fühlen.

So ging es mir … DEN GANZEN TAG. Ich war in diesem Zwischenstadium gefangen, wenn nichts herauskommt. Ich starrte bloß auf die Toilette, schwitzte und betete den Schüsselgott an, mich endlich zu erlösen. Ich hätte meine Seele für eine dieser beiden Alternativen verkauft: entweder kotzen oder sich besser fühlen.

Das Einkaufengehen war ein echter Albtraum für mich, vor dem es mir jedes Mal graute. Ja, das Prominentenleben besteht nicht nur aus persönlichen Assistenten und Glamour, lassen Sie sich das gesagt sein, ich erledige meine Einkäufe selbst.

Ich ging also blass und verschwitzt mit der kleinen Liste in meiner Hand in den Supermarkt und rannte durch die Gänge. Die Fleischtheke roch für mich nach toten Tieren, die schon ein Jahr lang in der Sonne gelegen hatten. Unwillkürlich zuckte ich zusammen und musste mir im Vorbeigehen den Ärmel vor die Nase halten.

Alles in dem Laden ekelte mich an. Fremde glotzten mich dumm an, als es mich in Gang drei würgte, während ich Käse hochhielt. Es ist schwierig, diese Symptome in der Öffentlichkeit zu zeigen, wenn man noch nicht schwanger aussieht. Wäre ich im neunten Monat gewesen, hätte mich sicher jeder bedauert: »Oh, die arme schwangere Frau fühlt sich wohl nicht gut.« Stattdessen sahen sie mich alle an, als dächten sie: »Kotzen Bulimikerinnen nicht nach dem Essen?«

Auch Essenswerbung im Fernsehen brachte mich fast um. Später liebte ich sie dann während der Fressattacken, aber in dieser frühen Phase lief ich schon grün an, wenn ich nur jemanden einen fettigen Cheeseburger oder Nudeln mit Hackfleisch essen sah. Apropos Grün: Wenn irgendein Gemüse oder ein Salat in meiner Nähe war – oder wenn bloß darüber geredet wurde –, hatte ich sofort das dringende Bedürfnis, den gesunden kleinen Bastard zu eliminieren.

Natürlich wird überall davon geredet, wie wichtig es ist, sich für das Baby gesund zu ernähren, aber das einzig Gesunde, das ich in diesen neun Monaten essen konnte, war ein Apfel. Ich machte mir wirklich schon Sorgen darüber, dass mein Kind wie ein Schokoladenkeks aussehen würde, wenn es endlich herauskäme. Gesundes Essen EKELTE mich einfach an.

Trotz meiner Aversion gegen Essen habe ich in dieser Zeit natürlich nicht abgenommen, sondern vielmehr beachtlich zugelegt. Möglicherweise, weil das Einzige, was ich runterbrachte, ein ganzes Weißbrot am Tag war. Wie ich später erfuhr, holen die Personen, die in der Phase der »morgendlichen Übelkeit« Gewicht verlieren, uns fette schwangere Frauen irgendwann kilomäßig aber wieder ein. Gerechtigkeit muss schließlich sein.

Verzweifeln Sie also nicht, wenn die Toilette Ihr bester Freund ist. Denken Sie einfach daran, dass Sie nicht alleine sind. Gefühlt sind all die anderen Frauen jetzt bei Ihnen, halten Ihre Haare hoch und feuern Sie an. Bei den meisten von uns geht die Übelkeit nach ein paar langen Monaten vorüber. Auf jeden Fall sind neun Monate das Maximum, das kann ich Ihnen versprechen.

Niagara im Höschen

Vaginaler Ausfluss

Na gut, als ob da unten nicht schon genug los wäre, müssen wir das auch noch durchmachen. Seit dem Tag, an dem ich meine Periode bekommen hatte, dachte ich: »Wenn ich schwanger bin, dann werde ich wunderbare neun Monate lang keine Periode haben – super!«

Mist. Denn vaginaler Ausfluss – so nennt es der Arzt – war genauso schlimm, wenn nicht sogar noch schlimmer. Schließlich blieb er nicht nur für eine Woche und verschwand dann wieder, sondern lief immer weiter. Er lief und lief, zumindest bei mir. Ich nannte ihn »Schneckenschleim«, weil er zähflüssig, glitschig und eklig war. Und ich hatte das Gefühl, ständig ein nasses Höschen zu haben. Vielleicht denken Sie, wenn Sie das lesen: »Die arme Jenny hatte echt Probleme in diesem Bereich.« Schön für Sie, wenn Sie nicht den ganzen Tag und die ganze Nacht unter Ausfluss leiden, ich aber schon und ich erzähle Ihnen jetzt davon.

Der Ausfluss machte mich einfach wahnsinnig. Ich wechselte mehrmals am Tag meine Unterwäsche, bis eine meiner Freundinnen mich schließlich fragte: »Warum trägst du denn keine

Slipeinlagen?« Manchmal bin ich wirklich blond! Doch auch das machte das Ärgernis kaum geringer. Ich schwöre Ihnen, dass das Zeug Löcher in Ihre Unterwäsche brennt, wenn Sie es zulassen.

Selbstverständlich gibt es wie für alle ekligen und lästigen Dinge auch für den Ausfluss eine »medizinische« Erklärung: Angeblich soll er die Schleimhaut weich machen, damit die Vagina sich besser ausdehnen und später das Baby durchlassen kann.

Aus dem gleichen Grund ist Ihre Nase möglicherweise ständig verstopft. Natürlich nicht im Hinblick auf die Geburt des Babys. Aber Ihre Nase hat eine Schleimhaut, und deshalb produziert sie völlig sinnlos ihren eigenen Ausfluss. Das kann jetzt allerdings auch kompletter Unsinn sein, ich bin schließlich kein Arzt, sondern habe das nur irgendwo so aufgeschnappt.

»Niagara« fließt am stärksten im ersten und letzten Drittel der Schwangerschaft – bei mir auf jeden Fall. Sie haben also nur eine ganz kleine Verschnaufpause in der Mitte. Stellen Sie deshalb sicher, dass Sie immer genügend Slipeinlagen im Haus haben, um den »Schneckenschleim« aufzufangen. Nur so können Sie Ihre Unterwäsche retten – auch wenn es die Omaschlüpfer sind (siehe Seite 33).

Psychotussi

Hormonell bedingte Ausraster

Hätte man mir während der Schwangerschaft eine Filmrolle angeboten, wäre die der Psychotussi genau richtig gewesen. Es war im ersten Drittel der Schwangerschaft, als Jenny zum ersten Mal vollkommen irre im Kopf zur Arbeit erschien. Und als sie ihren Mann dazu brachte, sich vor Angst fast in die Hosen zu machen. Er glaubte schon, er hätte mich für immer verloren. Und ich glaubte, ich hätte mich selbst für immer verloren.

Tatsache ist, dass Sie wissen, dass das, was Sie sagen, verrückt ist. Sie sind sich vollkommen im Klaren darüber, dass Sie gerade wegen etwas total Banalem schreien und dass die Adern in Ihrem Gesicht pulsieren, nur weil keine Mayonnaise mehr im Haus ist. Aber zu wissen, dass man sich verrückt aufführt, bedeutet noch lange nicht, dass man irgendetwas dagegen tun könnte.

Ein typisches Beispiel: An einem Abend saß ich auf der Couch und genoss eine warme Tasse Tee. Mein Mann wollte mir beim Teetrinken Gesellschaft leisten. Auch wenn sich das jetzt anhört, als wären wir ein englisches Yuppie-Pärchen, das gerne Tee trinkt, stimmt das eigentlich nicht. Wahrscheinlich hatten wir bloß keine Bionade mehr da.

Egal, auf jeden Fall ging er in die Küche und fing an, die Aufschrift auf der Teeschachtel zu studieren. Er las mir vor, dass der Tee, den ich gerade trank, mit Koffein ANGEREICHERT war. Natürlich wissen Sie genauso gut wie ich, dass Koffein für schwangere Frauen ungesund ist. Deshalb war ich sofort alarmiert. Aber er fuhr fort, mich darüber zu informieren, wie viel Koffein in dem Tee enthalten war. Selbst nachdem ich ihn gebeten hatte, die Klappe zu halten, weil ich es nicht hören wollte, machte er weiter und rief mir zu, dass der Tee sogar mehr Koffein enthalte als irgendein anderer Tee auf der Welt. Ich schloss die Augen und fing an, ihn anzubrüllen, dass er den Mund halten solle. Offenbar stachelte ihn meine Wut noch mehr an, denn er hörte einfach nicht auf – und da erschien auf einmal Psychotussi.

Mein Gesicht nahm die Farbe von Roter Bete an, die Adern stachen hervor, meine Zähne fingen an zu mahlen, und ich verdrehte die Augen: »HÖR AUF DAMIT, MIR ZU ERZÄHLEN, WIE VIEL VERDAMMTES KOFFEIN ICH GERADE GETRUNKEN HABE, ICH HABE EH SCHON ANGST, DASS ICH GERADE DAS BABY GETÖTET HABE.«

Und jetzt raten Sie bitte, was mein Schatz als verständnisvoller Ehemann nun tat? Er machte einfach weiter. Raten Sie mal, was Psychotussi dann tat? Sie wurde förmlich wahnsinnig und fing an, mit Fernbedienungen nach ihm zu werfen. Zuerst mit der für den Fernseher – kaputt. Dann mit der für den DVD-Player – auch kaputt. Schließlich noch mit der für die Stereoanlage. Aber Sie müssen mir eines glauben: Das bin nicht wirklich ich.

Nicht alle Prominenten sind von Beruf aus launische Exzentriker, ich auf jeden Fall nicht. Ich hatte bis dahin noch niemals mit irgendetwas geworfen. Aber völlig überraschend war ich zu einer gewaltbereiten Joan Crawford mit einer ganz schlechten Zahnbleiche mutiert.

Dann verwandelte sich Psychotussi allerdings in weinende Psychotussi, und mein Mann begriff, dass er mich lange genug geärgert hatte, und legte seinen Arm um mich. Für diesen Tag wanderte die Psychotussi zurück in ihre Höhle, aber das war nicht das letzte Mal gewesen, dass sie zum Vorschein kam. Manchmal spürte ich sie kommen, ich fühlte förmlich, wie sie auftauchte. Ein anderes Mal sprang sie dann ohne jegliche Vorwarnung aus ihrem Versteck hervor. Aber sie war immer bei mir und wartete nur darauf, eine Szene machen zu können.

Jetzt denken Sie vielleicht: »Warum hat sie uns denn eine Geschichte über eine so belanglose Angelegenheit wie den Streit über Koffein im Tee erzählt?« Nun, gerade deshalb. Während dieser Zeit werden Sie sich selbst dabei ertappen, sich über die dümmsten Dinge aufzuregen. In dem Moment mögen sie Ihnen nicht dumm erscheinen, aber sie sind es, und im Rückblick werden Sie das auch erkennen. Wenn Sie diesen Punkt in der Schwangerschaft noch nicht erreicht haben, dann warnen Sie am besten schon einmal Ihren Mann, dass die Psychotussi irgendwann kommen könnte. Wenn Sie dann später eine Fernbedienung nach ihm werfen, können Sie immerhin sagen: »Ich habe dich ja gewarnt, mein Schatz … und jetzt LAUF!«

Verdammt, ich glaube, ich habe gerade mein Baby hart gekocht!

Warme Bäder

Wenn Sie zum ersten Mal schwanger sind, gibt es so viele Dinge, die Sie einfach nicht wissen. Dann gibt es eine Milliarde Dinge, die die Leute Ihnen erzählen und die entweder völlig falsch sind oder in die Kategorie Ammenmärchen gehören. Außerdem gibt es noch das Zeug, das Ihnen Ihr Arzt erzählt, und natürlich den Mist, den Sie lesen, und schließlich gibt es noch die sensationellen Weisheiten, die Ihre Mutter unbedingt mit Ihnen teilen muss.

An dem Tag, an dem ich erfuhr, dass ich schwanger war, war ich so begeistert, dass ich mir als Erstes geschworen habe, meine Lebensweise zu ändern. Nicht, dass ich irgendwelche illegalen kriminellen Machenschaften am Laufen gehabt hätte, nein, ich hatte lediglich ein paar schlechte Essgewohnheiten und stand oft ganz schön unter Spannung. Darum wollte ich in Zukunft gesund essen und mich etwas mehr entspannen. Als Erstes wollte ich daher in einem wunderbar warmen Whirlpool baden. Da ich mich gerade in einem Hotel aufhielt, beschloss ich, eine der Einrichtungen aus der Hotelwerbung zu nutzen. Ich stieg also in den Whirlpool und beruhigte mich im 43 Grad heißen Wasser. Oohh, fühlte sich das gut an! Während ich mich entspannte, überlegte ich, wie mein Baby wohl aussehen würde. Würde es blond sein wie mein Mann und ich oder vielleicht meine Nase und sein Kinn haben? Es ging mir gerade so richtig gut, als Frau Ich-mach-dir-mal-ein-bisschen-Angst kam und mir im Whirlpool Gesellschaft leistete. Sie war um die 50 und hatte, wie ich bald erfahren sollte, drei Kinder. Da ich gerade erst entdeckt hatte, dass ich schwanger war, kam mir jemand, dem ich das mitteilen konnte, sehr gelegen, und da sie absolut keine Ahnung hatte, wer ich war, hielt ich es für unproblematisch, ihr das zu erzählen. Danach war mir klar, dass ich meine große Klappe besser niemals aufgerissen hätte.

»SIE SIND SCHWANGER?!! VERLASSEN SIE SOFORT DIESEN WHIRLPOOL. SIE SCHADEN IHREM BABY!!!!«, kreischte sie entsetzt.

Mit einem Rückwärtssalto, der dem Helden eines Jackie-Chan-Films alle Ehre gemacht hätte, schoss ich aus der Wanne. Dann beobachtete ich ängstlich, wie das einst so beruhigende, jetzt aber erschreckend gefährliche Wasser von mir abtropfte. Die Frau erzählte mir unterdessen, dass extreme Hitze dem Baby richtig schaden könne und dass es den Embryo erhitze, wenn die Körpertemperatur zu hoch klettere.

Auch wenn ich nun schon abgekühlt war, konnte ich nicht anders, als mir meinen neuen kleinen Embryo als hart gekochtes Ei in mir vorzustellen. Ich dachte wirklich, ich hätte mein Baby hart gekocht, und war völlig verzweifelt.

Frau Ich-mach-dir-mal-ein-bisschen-Angst setzte indes ihren Vortrag ungerührt fort. Sie riet mir, Wannenbäder zu vermeiden und stets nur mit kaltem Wasser zu duschen. Außerdem sollte ich keinen Fisch essen, keinen Sex haben, meine Haare nicht färben, Koffein meiden und, und, und. Ich versuchte, ihr Gerede auszublenden, und allmählich wurde es zu einer undeutlichen, permanenten Hintergrundbeschallung.

Alles, was ich denken konnte, war, dass ICH MEIN BABY HART GEKOCHT HABEN KÖNNTE! Schließlich ließ ich die immer noch weiter schwallende Whirlpoolerin sitzen, rannte in mein Hotelzimmer und wählte wie eine Wahnsinnige die Nummer meiner Gynäkologin, die zwei Zeitzonen entfernt war. Sie versicherte mir, dass ich mein Baby natürlich NICHT hart gekocht habe.

Allerdings seien warme Bäder tatsächlich nicht zu empfehlen. Sie sagte mir jedoch auch, dass mein Körper mich meistens schon merken lassen würde, wenn es zu heiß sei, auch wenn gerade in der Schwangerschaft die Gefahr bestehe, den Körper zu überhitzen. Und das erwies sich in vielen Fällen als richtig. Ihr Körper lässt Sie definitiv wissen, wenn etwas einfach nicht in Ordnung ist. Wenn Sie sich in einem vollen Raum befinden, der vielleicht zu stickig ist, wird Ihr schwangerer Körper einen inneren Alarm auslösen, der dafür sorgt, dass Sie diesen Ort möglichst schnell verlassen.

Nun, vielleicht hatte sie mir das alles schon vorher gesagt. Vielleicht haben die Schwangerschaftsbücher, die ich in der Zeit gelesen habe, als wir »herumprobierten«, all das auch beschrieben. Aber in meiner ganzen Glückseligkeit und hormonell bedingten Verrücktheit habe ich nichts davon begriffen. Die Lehre dahinter ist auf jeden Fall, dass Sie eher auf Ihren Körper hören sollten als auf verrückte Fremde, deren Ratschläge Ihnen Angst machen. Das heißt, hören Sie nicht auf andere, aber hören Sie auf mich. Wenn nicht gerade die Psychotussi zuschlägt, bin ich nämlich echt nicht verrückt, außerdem bin ich auch nicht mehr wirklich fremd, denn eigentlich wissen Sie schon viel zu viel über mein Privatleben.

Omaschlüpfer

Weg mit den Stringtangas

Am Anfang meiner Schwangerschaft habe ich mir geschworen, nicht all das zu machen, was Schwangere normalerweise tun, also zum Beispiel Omaschlüpfer oder einen großen, hässlichen BH zu tragen. Ich war mir sicher, dass ich anders sein würde, eine coole und sexy schwangere Frau. In den ersten Monaten habe ich darum gekämpft und meine Stellung behauptet. Ich habe meinen Stringtanga nicht aufgegeben. Denn mir gefällt es, wenn sich keine Umrisse der Unterwäsche unter der Kleidung abzeichnen. Als sich mein Hintern allerdings immer weiter ausdehnte, wurden meine Stringtangas enger und enger. Natürlich sah man die Höschenränder immer noch nicht unter der Kleidung, aber dafür trat ich jetzt in die Phase »Dein Hintern ist zu fett, um Tangas zu tragen« ein. Auf beiden Seiten meiner Hüften hatten sich Speckrollen gebildet. Also musste ich etwas unternehmen.

So kam es, dass ich eines Tages in einem Laden stand und nach neuen Höschenalternativen suchte. Allerdings noch kein Laden für Umstandskleidung, diesen Schritt sollte ich erst ein wenig später in meiner Schwangerschaft tun. Zu diesem Zeitpunkt war es bloß ein ganz normales Kaufhaus, und ich hatte meinen Mann zur moralischen Unterstützung mitgenommen. Als ich den Ständer mit den Höschen durchsuchte, flüsterte er mir zu: »Schatz, denk dabei nicht an mich, hol dir einfach was Bequemes.« Wie süß, wie selbstlos. Und was tat ich? Ich lächelte und bewegte mich zielstrebig auf den Tisch mit den großen, weiten Omaschlüpfern aus 100 Prozent Baumwolle zu. Dort suchte ich nach farbigen Exemplaren, die es in einigen Größen doch geben musste, jedoch begrenzte sich die Auswahl auf Weiß, Apricot und Babyblau. Dann schlich ich wie in Zeitlupe Richtung Umkleidekabine. Ich hatte aus zwei Gründen Angst vor dem Moment der Anprobe. Erstens würde ich dann mit der Tatsache konfrontiert werden, welche Größe ich derzeit hatte, und zweitens würde ich – welch beängstigende Vorstellung – meinen Hintern in dem gnadenlosesten Licht zu sehen bekommen, das es gibt: dem Neonlicht der Umkleidekabine.

Ich beschloss, als Erstes mit den Schlüpfern in Größe L zu beginnen. Warum nicht? Schließlich war es immer angenehmer, die Größe verkleinern, als deprimierenderweise vergrößern zu müssen. Da saß das erste Höschen nun also, direkt über meinem zum Zerreißen gespannten Tanga. Und, was für eine Überraschung: Größe L passte. Zu meinem Erstaunen hatte ich mich in meinem ganzen Leben noch nie so wohl gefühlt. Verbreiten Sie also die Neuigkeit: Omaschlüpfer sind cool! Natürlich sind sie nicht sexy, aber im Moment schien mir nichts wichtiger zu sein als mein neu entdeckter Komfort. Und vielleicht gibt es ja einen Weg zurück!

Um keine weiteren Irritationen bei mir hervorzurufen, vermied ich es gänzlich, mir meinen Hintern in der Umkleide anzuschauen. Eigentlich gibt es meiner Meinung nach auch absolut keinen Grund für eine Frau, ob schwanger oder nicht, ihren nackten

Hintern in einer Umkleidekabine eines Kaufhauses zu betrachten. Heben Sie sich das für zu Hause auf und für den von Ihnen gekauften Spiegel, denn der lässt Sie mit Sicherheit dünner aussehen.

Ich kann dich entweder anpinkeln, oder du solltest mir, verdammt noch mal, aus dem Weg gehen!

Häufige Pinkelpausen

Eigentlich sollte das jeder bereits im Kindergarten lernen: Halten Sie NIEMALS eine schwangere Frau auf ihrem Weg zur Toilette auf. Auch wenn die meisten Leute den schwangerschaftstypischen Harndrang zumindest theoretisch verstehen, wird ihn niemand wirklich nachfühlen können, der nicht selbst schwanger war. Meinem Mann konnte ich es nur so erklären, dass er sich vorstellen solle, ein Kühlschrank liege auf seiner Blase und er müsse ganz dringend pinkeln. Dann bat ich ihn zu schätzen, wie lange ER sich das Pinkeln in dieser Situation wohl verdrücken könnte!

Das Merkwürdige an dieser Pinkelsache ist, dass das Ganze eigentlich genau in dem Moment anfängt, in dem Sie entdecken, dass Sie schwanger sind. Das erscheint mir so eigenartig, weil zu diesem Zeitpunkt eindeutig noch kein 3.500 Gramm schweres Baby auf die Blase drückt. Trotzdem wachte ich bereits in den ersten Monaten um zwei Uhr nachts auf, dann um drei Uhr, dann um sechs Uhr… Ohne Pause für die Erschöpfte – immer nur pinkeln, pinkeln, pinkeln.

Später in meiner Schwangerschaft hatte ich einmal ein sehr bezeichnendes Pinkelerlebnis, während mein Mann und ich im Auto unterwegs waren, um einen Freund zu besuchen. Da er die Situation kannte, hatte er seine äußerst schwangere Frau gefragt, ob sie vor der Fahrt noch einmal auf die Toilette müsse. Zu diesem Zeitpunkt verspürte ich noch keinerlei Drang, aber als wir losfuhren, hatte ich plötzlich das leise Gefühl, dass ich vielleicht doch musste.

Mir war klar, dass er, sobald ich auch nur eine Andeutung darüber machen würde, mit dem »Ich habe dir doch gesagt, dass du pinkeln sollst, bevor wir losfahren«-Programm starten würde. Um Streit zu vermeiden, beschloss ich, die Klappe zu halten und meinen Harndrang zu unterdrücken. Ganze 15 Sekunden schaffte ich das. Und genau das ist die lehrreiche Erkenntnis aus der ganzen Sache: Es gibt kein Einhalten, wenn Sie schwanger sind. Wenn Sie müssen, dann müssen Sie!!!

Und so sagte ich ihm das auch. Da wir allerdings fast schon angekommen waren, ermutigte er mich, »die Schleusen geschlossen zu halten«. Ich erklärte ihm, dass ich nur eine Chance hätte, wenn er schneller fahren würde. Peng! Er trat das Gas bis zum Anschlag durch, aber ich war mir dennoch nicht sicher, ob ich es schaffen würde, und starrte aus dem Fenster jeder öffentlichen Toilette sehnsüchtig hinterher, auch wenn mich ölverschmierte Tankstellentoiletten noch nie so wirklich angezogen hatten. Schließlich bogen wir in die Straße, die zum Haus unseres Freundes führte, ab.

Wir waren also fast da! Doch dann beschloss mein Mann, sich urplötzlich in einen mitteilsamen Fremdenführer zu verwandeln. Er verlangsamte das Tempo auf Kriechgeschwindigkeit und fing an, auf einen blöden Brunnen oben auf einem Hügel zu zeigen, um mir dessen Geschichte zu rezitieren. Wo war Mr. Verständnisvoll? Hatte er vergessen, dass die Sitzbezüge in ernsthafter Gefahr waren? Ich war entsetzt, presste meine Hand in meinen Schritt und rutschte nervös hin und her. Ich konnte einfach nicht fassen, was er da tat. Offenbar war ihm die Dringlichkeit in meiner Stimme tatsächlich völlig entgangen. Unnötig zu erwähnen, dass jetzt Psychotussi – Sie erinnern sich? (siehe Seite 25) – erschien und ihm offenbarte, wohin er sich den Brunnen gerne stecken könne.

Zum Beweis dafür, dass er die eingangs erwähnte lebenswichtige Kindergartenlektion wohl nicht gelernt hatte, wurde er sauer, weil ich gemein war, und hielt den Wagen ganz an. Was aber tat ich? Ich verlor das letzte Quäntchen Geduld (meine Würde hatte ich schon Jahre zuvor verloren), stieg aus dem Auto, stellte mich an den Straßenrand, zog meine Hosen herunter und pinkelte. Ein hübsches Bild: eine im neunten Monat schwangere Frau, die in der Hocke sitzt und versucht, die Balance zu halten, während sie an den Straßenrand pinkelt. Hübsch oder nicht, egal, es fühlte sich nur VERDAMMT gut an.

Und die Moral von der Geschicht: Wenn Sie ein dringendes Bedürfnis verspüren, dürfen Sie keine Scheu haben, die Sache selbst in die Hand zu nehmen. Letztlich wird jeder einer schwangeren Frau alles vergeben.

Stonehenge im Darm

Verstopfung

Verstopfung ist niemals schön oder angenehm, aber während einer Schwangerschaft ist sie noch schlimmer als schlimm. Und bei mir war es wirklich furchtbar. Sie werden Verstopfung wahrscheinlich am häufigsten im ersten und letzten Schwangerschaftsdrittel erleiden und wieder nur eine kleine Verschnaufpause im zweiten Drittel erleben dürfen. Für mich kam – beziehungsweise kam nicht, um genau zu sein – es zu Anfang am schlimmsten. Ich durchlebte 13 Tage, in denen es in meinem Darm noch nicht einmal rumorte, und das obwohl ich riesige Mengen an Essen verdrückte. Wie sollte das weitergehen? Ich nahm noch nicht zu … doch es kam auch bestimmt nichts raus.

Eines Tages dann geschah es, als ich im Auto saß. Ich spürte, dass es keinen Ausweg gab, die Dinge in meinem Bauch rumorten und drängten nach draußen. So wie es sich anfühlte, saß da eine Ansammlung von Monolithen in meinem Bauch gefangen, die durchaus mit Stonehenge vergleichbar war, und lechzte nach Freiheit. So ein Mist! Wohin sollte ich jetzt nur gehen? Auch wenn ich später in meiner Schwangerschaft Tankstellentoiletten gegenüber weit weniger ablehnend sein sollte, war es jetzt noch zu früh dafür und ich weigerte mich, diese Art von Klo zu benutzen. Also trat ich aufs Gas und brachte mein geplagtes Rektum nach Hause.

Während ich zur Toilette rannte, war ich tatsächlich auch ein bisschen froh, denn schließlich würde es endlich ein wenig Erleichterung für mich geben! Juhu! Wie hätte ich da auch ahnen können, wie falsch ich damit lag? Es kam mir vor, als würde ich auf der Stelle gebären. Diese Schmerzen! Dieses Drücken! Das konnte doch einfach nicht wahr sein!

Zu diesem Zeitpunkt war meine Schwester gerade bei mir und gab Kommentare über den eigenartigen Lärm ab, den sie hörte: »Was um Gottes willen ist denn das?« Das war ich, die mit den Fäusten gegen die Wand schlug, mit dem Kopf, und dann mit den Füßen gegen das Waschbecken und die Wanne trat. Ich müsste eigentlich nicht erwähnen, dass sich die Dinge letztlich ihren Weg nach draußen bahnten, allerdings unter unendlichen Mühen und begleitet von vielen Stoßgebeten.

Und das war nur der Anfang, denn es ging so weiter. Nach zwei beschwerdefreien Wochen fand ich mich urplötzlich erneut im heiligen Krieg mit meinem Darm wieder. In Büchern hatte ich mittlerweile gelesen, dass das völlig normal sei. Was für ein Unsinn, das konnte einfach nicht normal sein. Also beschloss ich, einen Spezialisten zu konsultieren. Ich nahm all meinen Mut zusammen und bat meine Gynäkologin um Rat, die mich an Dr. Ich-liebe-jeden-Darm-und-seine-Probleme verwies. Können Sie sich vorstellen, was dann geschah? Wenn irgendjemand eine ähnliche Erfahrung gemacht haben sollte, würde mich das sehr überraschen.

Während ich im Wartezimmer saß, musste ich ständig daran denken, dass er mir womöglich in den Hintern schauen würde, doch dann verwarf ich diesen Gedanken wieder. Schließlich war ich ja nicht zu einer Untersuchung des Dickdarms gekommen, sondern war bloß eine schwangere Frau, die unter Verstopfung litt. Ich brauchte eigentlich nur ein harmloses Abführmittel. Warum meine Gynäkologin mir keines verschreiben konnte, weiß ich bis heute nicht.

Die Sprechstundenhilfe erschien und rief: »Jenny McCarthy, Sie sind die Nächste!« Natürlich schauten alle im Wartezimmer überrascht auf und dachten wahrscheinlich: »Sieh an, Jenny McCarthy hat Probleme mit dem Darm!« Das war mir extrem peinlich, bis mir einfiel, dass all diese Idioten gar keinen Grund hatten, sich über mich lustig zu machen, schließlich waren sie selbst wegen ähnlicher Geschichten da. Gleich fühlte ich mich etwas besser. Ich folgte also der Sprechstundenhilfe über den Flur zum Sprechzimmer des Arztes und begegnete dort dem Profi.

Wir redeten eine halbe Stunde lang über meinen Hintern – ein faszinierendes Gespräch. Über seine Praxis, über meine frühere Fähigkeit, regelmäßig Stuhlgang zu haben, und so weiter und so fort. Dann fragte er ganz beiläufig, ob ich etwa Analsex praktiziere. Arzt hin oder her, die Frage fand ich doch etwas irritierend, dennoch bemühte ich mich, möglichst abgeklärt zu wirken, und antwortete mit einem entschiedenen NEIN. Anscheinend entging ihm meine Empörung.

Er fuhr fort, darüber zu reden, wie schlecht Analsex für den Po sein konnte. Ganz meine Meinung, Doktor, aber ich bin doch bloß eine schwangere Frau, also halt einfach die Klappe und hilf mir! Als Nächstes informierte er mich über wichtige und hilfreiche Maßnahmen: »Trinken Sie mehr Wasser, und ernähren Sie sich besser.« Ach ehrlich, du Schlauberger!? Während er mir das alles darlegte, nahm ich meine Autoschlüssel aus der Handtasche und signalisierte ihm damit, dass ich bereit war zu GEHEN. Er stand daraufhin auf und wies mir mit der Hand den Weg. »Danke, lieber Gott! Nur weg von diesem verrückten Ort«, seufzte ich in Gedanken.

Wir gingen den Flur entlang, wobei er mir seine Hände auf die Schultern legte – nichts Besonderes, reine Freundlichkeit, dachte ich. Doch plötzlich verwandelte sich diese fürsorglich-freundschaftliche Geste und mit einer Bestimmtheit, die keinen Widerspruch duldete, lenkte er mich direkt in einen Untersuchungsraum. In diesem Moment kam ich mir vor wie ein Kaninchen, das vom Scheinwerferlicht geblendet zu keiner Regung fähig ist, obwohl es weiß, was gleich passieren wird.

Nachdem er mich angewiesen hatte, meine Kleidung ab- und einen Kittel anzulegen, schloss er die Tür, um mir etwas Privatsphäre zu lassen. Wenn man in diesem Zusammenhang überhaupt von Privatsphäre sprechen kann! Natürlich war ich in Panik. Sollte ich weglaufen oder das Ganze einfach stoisch über mich ergehen lassen? Da mich ja immerhin meine Gynäkologin hierher geschickt hatte, beschloss ich, ihr zu vertrauen und mich in mein Schicksal zu fügen. Also zog ich mich aus und wartete.

Der Arzt kam zurück und befahl mir, mich auf die Seite zu legen, sodass ihm mein nackter Hintern entgegen hing. Er teilte mir mit, dass er nun ein Gerät einführen und ein bisschen Stuhl entnehmen werde. Sind Sie überrascht, das zu lesen? Ich war entsetzt!

»DAS KANN NICHT IHR ERNST SEIN! AUF KEINEN FALL!« Doch er hatte das Gerät schon mit Creme eingeschmiert, und los ging's. Und gerade, als ich dachte, dass es eigentlich nicht mehr schlimmer kommen könnte, wurde es schlimmer.

Sie werden es mir vielleicht nicht glauben, aber dieser Spezialist, dieser Ich-liebe-jeden-Darm-und-seine-Probleme-Typ, stellte tatsächlich die Liebe zu seinem Beruf unter Beweis: Er zog das Gerät mit allem, was daran hing, heraus und schnupperte daran. Ehrlich, er schnupperte wirklich daran und meinte noch: »Ich rieche jetzt daran.« Die medizinische Begründung dafür, dies zu tun, ist mir absolut unbekannt, vielleicht gibt es auch keine. Vielleicht liebt er ja einfach seinen Beruf – mit allem, was dazu gehört. Wahrscheinlich hätte ich meine Gynäkologin dazu befragen sollen, aber kaum, dass ich die Praxis fluchtartig verlassen hatte, wollte ich durch nichts mehr, aber auch gar nichts mehr daran erinnert werden.

Stattdessen gab ich mich mit dem zufrieden, was mir alle von Anfang an gesagt hatten: Verstopfung ist während der Schwangerschaft normal. Das ist nicht gut, nicht angenehm und riecht auf alle Fälle furchtbar. Aber die Erlösung wird kommen. Wenn nicht immer mal wieder zwischendurch, dann spätestens nach der Geburt! Halten Sie deshalb durch, und meiden Sie Spezialisten. Verstopfung während der Schwangerschaft ist normal, auch wenn es sich anfühlt, als befände sich Stonehenge in Ihrem Darm.

Penis oder Vagina?

Das Geschlecht herausfinden

Ich gehöre zu den Leuten, die ALLES HERAUSFINDEN WOLLEN, was es herauszufinden gibt. Ich brauche keine Überraschungen. Wenn es möglich gewesen wäre, den zukünftigen Beruf meines Babys zu ermitteln, dann hätte ich auch das getan. Als Entschuldigung für mein wissbegieriges Selbst mag vielleicht gelten, dass ich das Gefühl hatte, dass es mich noch mehr mit meinem Baby verbinden würde, wenn ich sein Geschlecht wüsste. Ich hatte jedoch keine konkrete Vorstellung davon, was mir lieber wäre.

Ich schwankte ständig zwischen dem Wunsch, ein kleines Mädchen oder lieber einen kleinen Jungen haben zu wollen. Der Wunsch nach einem kleinen Mädchen war leicht zu verstehen: Ich hätte dann jemanden, mit dem ich zur Maniküre gehen könnte, dem ich ein paar Cheerleader-Bewegungen beibringen könnte und dem ich meinen Schmuck und meine Gucci-Kleider vermachen würde. Dann wollte ich aber doch wieder eher einen Jungen, einen kleinen zähen Bengel, mit dem ich rangeln könnte und der mein kleiner Mann sein würde. Natürlich wollte mein Mann lieber einen Jungen. Er war fasziniert von der Vorstellung, eine Mini-Version von sich selbst auf dieser Erde herumlaufen zu sehen. Eigentlich war es also egal, sicher war nur, dass wir beide von einem Mädchen oder einem Jungen gleichermaßen begeistert sein würden. Auch gut, immerhin bestand die berechtigte Hoffnung, dass wir ein Kind mit dem einen oder anderen Geschlecht bekommen würden!

Die meisten Menschen finden das Geschlecht ihres Babys, wenn sie es denn möchten, mittels einer Ultraschalluntersuchung um die 20. Woche herum heraus. Natürlich geht das auch schon früher und genauer, wenn man sich dazu entscheidet, einige genetische Tests durchführen zu lassen. Zum einen gibt es einen Test namens Chorionbiopsie. Hört sich schlimm an, ist aber letztlich eine gute Sache, denn dabei kann festgestellt werden, ob das Baby das Down-Syndrom hat. Üblicherweise wird der Test zwischen der neunten und der elften Woche durchgeführt, und man bekommt die Ergebnisse innerhalb einer Woche. Dabei gibt es zwei Methoden: Entweder wird für die Zellentnahme ein dünner Schlauch durch die Scheide bis zur Plazenta geschoben, oder es wird eine Nadel durch die Bauchdecke der Schwangeren zur Plazenta geführt. Klingt beides toll!

Ein weiteres Verfahren nennt sich Amniozentese. Diese wird üblicherweise in der 16. Woche durchgeführt. Auch hierbei wird die Nadel durch Ihren Unterbauch gestochen, um Flüssigkeit zu entnehmen. Bei der Amniozentese dauert es länger, bis Sie Ergebnisse erhalten, weil die Chromosomen gezählt werden müssen, um sicherzustellen, dass Ihr Junior keine Abnormalitäten aufweist. Beide Tests sind natürlich Eingriffe, die immer auch mit Risiken verbunden sind, aber wenn Sie 35 Jahre oder älter sind, rät der Arzt meist dazu, einen dieser Tests durchführen zu lassen, weil die Chance, ein Kind mit Down-Syndrom zu gebären, mit jedem Jahr zunimmt. Denken Sie immer daran: Nicht nur WIR werden alt und hässlich, sondern auch unsere Eier.

Obwohl ich noch keine 35 war, entschied ich mich für die Amniozentese, um sicherzugehen, dass mein Baby gesund war. Denn dann würde ich den Rest meiner Schwangerschaft entspannt genießen können. Auch wenn mich diese Aussicht auf Beruhigung antrieb, machte mich die Größe dieser furchtbaren Nadel, die ich bisher nur in Schwangerschaftssendungen gesehen hatte, ziemlich nervös. Tut mir leid, das sagen zu müssen, aber in der Realität ist dieses Ding wirklich verdammt groß.

Zur Vorbereitung auf den Eingriff schaute sich die Ärztin mittels Ultraschall in meinem Bauch um. Sie prüfte, ob genügend Fruchtwasser für das Baby vorhanden war, und fing dann an, seine oder ihre Extremitäten zu kontrollieren, um diese nicht mit der Nadel zu treffen. Mein Mann und ich mussten schmunzeln, als wir die kleinen Zehen und Finger sahen. Dann meinte die Ärztin, dass sie mit etwas Glück schon jetzt auf dem Ultraschallmonitor das Geschlecht erkennen könne. Natürlich sei das, solange die Ergebnisse der Zelluntersuchung nicht vorlägen, noch nicht absolut sicher, aber das, was sie sehen könne, lasse eine ganz gute Schätzung zu. Wir forderten sie selbstverständlich auf, fortzufahren und eine fundierte Vermutung anzustellen.

Während sie mit der Ultraschallkamera über meinen Bauch fuhr, hielten mein Mann und ich Händchen, lächelten und trauten uns vor lauter Aufregung kaum zu atmen. Plötzlich hielt sie das Bild an. Mein Mann begann wortlos so breit zu grinsen, dass sein Gesicht ganz verzerrt war. Als er rief: »Das ist ein Penis … GE-

NAU!«, blitzten seine Augen auf. Und siehe da, er hatte recht: Auf dem Monitor war der größte Babypenis zu erkennen, den ich je gesehen hatte. Ehrlich gesagt habe ich nicht gerade viele gesehen. Selbst die Ärztin schaute ein bisschen überrascht, nickte meinem Mann dann zu und meinte, dass es wohl so aussah, als würden wir einen kleinen Jungen bekommen.

EIN JUNGE!! Ich war so glücklich, dass mir die Tränen in die Augen traten. Ich würde einen kleinen Jungen bekommen. JAAA!! Der Glücksmoment war allerdings schnell vorbei, als sie mir mitteilte, dass sie nun die Nadel vorbereite. Oh nein, da war sie wieder, die Angst. Also schloss ich meine Augen und versuchte, mich zu entspannen, indem ich mir vorstellte, wie mein kleiner Junge und ich am Strand spielten. Ich sah sein kleines Lächeln, als ich ihn in die Luft warf, und hörte sein Kichern. Ganz auf meine Visionen konzentriert, spürte ich kaum etwas von der ganzen Prozedur. Die Nadel machte beim Einstich ein leises Geräusch, wie wenn an Thanksgiving die Haut des gut durchgebratenen Truthahns angeschnitten wird, aber es tat überhaupt nicht weh. Jetzt öffnete ich meine Augen wieder, lächelte und schaute meinen Mann an. Der war grüner als ein Marsmännchen. Anscheinend ist es für einen Ehemann nicht so lustig, bei der Geschichte zuzusehen. Vielleicht war es ja auch eine gute Vorbereitung auf die blutigen Dinge, die da in einigen Monaten auf ihn zukommen würden.

Einige Wochen nach der Untersuchung sprach meine Gynäkologin uns auf unseren Anrufbeantworter, dass unser Baby gesund sei und dass es stimme … der Penis, den wir gesehen hatten, war definitiv ein Penis. Ein kleiner Junge war unterwegs!

Sicherlich ist die Freude über die Entdeckung des Geschlechts des eigenen Kindes genauso groß, wenn diese nach all dem Pressen und Stöhnen während der Geburt stattfindet.

Aber bei mir ist die Erinnerung an den Moment, in dem wir das Geschlecht entdeckten, tief in meine Seele eingebrannt, und ich habe es sehr genossen, mir mein Baby in den folgenden Monaten als ein ER vorstellen zu können. Eine Erfahrung, auf die ich um nichts in der Welt verzichten möchte.

Ich hätte gerne ein Sandwich mit Senf, Gürkchen, Anchovis, Erdnussbutter und ein bisschen Hüttenkäse ... Oh, und schmeißen Sie noch ein paar Fischstäbchen obendrauf!

Fressattacken

Warum haben Frauen während der Schwangerschaft so ungewöhnliche Gelüste? Ich rede dabei von Fressattacken. Zweifelsohne gieren Männer nach anderen Dingen, aber in diesem Buch geht es schließlich um weibliche Belange!

Eigentlich war ich immer davon ausgegangen, dass unser Körper weiß, welche Nährstoffe er benötigt, und dass er deshalb auch nach dem Essen verlangt, über das er sie bekommt. Aber stimmt das wirklich? Die Experten sagen Ja, ich bin mir jedoch nicht mehr sicher. Sind in einigen von diesen Dingen, die wir schwangeren Frauen einfach unbedingt essen müssen, tatsächlich noch wertvolle Nährstoffe enthalten?

Das Einzige, was ich sicher weiß, ist, dass ein paar meiner Fressattacken einfach unglaublich waren! Und ich hatte schon ziemlich früh solche Attacken. Natürlich waren meine Gelüste eines der ersten Anzeichen dafür, dass ich wohl schwanger war, noch bevor ich es offiziell bestätigt bekam. Eines Morgens wachte ich auf, rollte mich zu meinem Mann herüber und meinte, dass ich jetzt Lust auf eine ordentliche Portion Senf hätte. Um das Absonderliche daran verstehen zu können, muss man wissen, dass ich Senf eigentlich hasse! Mein ganzes Leben lang habe ich einen weiten Bogen um dieses gelbe, breiige Zeug gemacht. Doch an diesem Morgen erschien es mir so lecker, dass ich am liebsten darin gebadet hätte.

Mein Mann schaute mich an, als sei ich wahnsinnig geworden, dann begann er zu grinsen, setzte sich im Bett auf und rief, dass ich GAAAAANZ SICHER schwanger sei. Lachend erklärte ich ihn für verrückt und dachte keine Sekunde länger darüber nach. Zu der Zeit – noch vor dem Plastikstäbchen in New Orleans – war ich nämlich überzeugt, nicht schwanger zu sein. Mein Mann zog mich noch tagelang mit dem Senf auf.

Ich war sogar so sicher, dass diese Senf-Sache reiner Zufall war, dass ich mit meinem Mann um 40 Millionen Dollar wettete, nicht schwanger zu sein. Natürlich habe ich gar keine 40 Millionen Dollar. Das ist nur so ein dummer Spaß, den mein Mann und ich uns angewöhnt haben… Übrigens liegt mein Mann dabei, obwohl ich diese Wette verloren habe, schon bei minus 80 Millionen Dollar.

Später dann, als die schlimmsten Wochen der Übelkeit hinter mir lagen, heizten Werbespots im Fernsehen meine Fressattacken richtiggehend an. Jedes Mal, wenn ich mich auf die Couch fallen ließ und die Füße hochlegte, wie eine schwangere Frau das eben so macht, da erschienen urplötzlich im Fernsehen die leckersten Produkte, die ich je gesehen hatte. Zum Beispiel diese wahnsinnig appetitlichen Hähnchenteile, unglaublich, wie gut die da auf dem Bildschirm aussahen. Und so einfach zuzubereiten … Die musste ich sofort haben. Also bin ich losgewatschelt zum nächsten Laden. Und so etwas ist mir fast täglich passiert.

Ich habe eigentlich nur deshalb Werbung angeschaut, um herauszufinden, auf was ich als Nächstes abfahren würde und was ich sofort erbeuten musste oder meinen Mann erbeuten ließ. Ich muss sagen, dass er diesbezüglich ECHT großartig war. Selbst wenn er 40 Minuten fahren musste, um mir um Mitternacht meine Lieblingskekse zu besorgen, tat er das. Wenn Sie nicht verstehen, warum er das tat, dann sollten Sie an die Geschichte von dem Zusammenprall mit der Psychotussi zurückdenken!

Meine Fressattacken wurden aber nicht nur durch die Fernsehbilder von fleischigen, saftigen Hühnchenteilen ausgelöst, sondern auch durch die bloße Erwähnung bestimmter Lebensmittel. Wenn mir jemand zum Beispiel erzählte, dass es in einem neuen Restaurant einfach großartige Steaks gab, dann musste ich dort auf der Stelle einen Tisch reservieren. Und in diesem Fall lohnt sich Bekanntheit einmal wirklich, denn dreimal dürfen Sie raten, welche schwangere Frau dann tatsächlich noch am gleichen Abend ihren dicken Hintern dort auf einen Stuhl quetschte. Unmoralisches Promigetue? Mag ja sein, aber ich konnte mir einfach nicht anders helfen. In puncto Ausgefallenheit meiner Gelüste war der Heißhunger nach selbst gemachten Brownies nichts Besonderes, aber ich habe mit Sicherheit einen Mengenrekord aufgestellt. Etwa in der Hälfte der Schwangerschaft stieg mein Bedürfnis danach rapide an, und während der letzten Monate machte ich mir jeden Abend Brownies und aß sie ALLE auf einen Schlag auf … jeden Abend! Kein Witz. Keine Übertreibung.

Sicherlich fühlte sich das Essen auch deshalb so großartig an, weil mir zuvor allein schon vom Anblick der meisten Lebensmittel übel geworden war. Bis heute kann ich den orgasmusähnlichen Effekt nicht vergessen, der sich einstellt, wenn man seinen Fressgelüsten nachgibt.

Da im Schlafzimmer zu dieser Zeit nicht wirklich viel los ist (siehe dazu Seite 169), rate ich allen schwangeren Frauen daher, ihren Gelüsten nachzugeben und sich ihr Lieblingsessen zu gönnen. Schließlich haben Sie auch eine der besten Entschuldigungen der Welt, um sich vollzustopfen. Tun Sie, was ich getan habe, und genießen Sie jeden Moment. Wenn Sie gerade für ein Sardinensandwich mit Schlagsahne sterben könnten, dann besorgen Sie sich eines – es ist alle Mühen wert!

Wo um alles in der Welt kann ich einen Kaftan kaufen?

Nichts zum Anziehen

Wenn Sie sich auch nur ein bisschen zu dick fühlen, ist das Einkaufen von Kleidung eine harte Bewährungsprobe für das Selbstbewusstsein und außerdem oft auch für die Brieftasche. Ich habe mir immer ziemlich leichtgetan, etwas zum Anziehen zu kaufen, und mit der Hilfe eines Stylisten – einer dieser Promi-Vorteile! – hatte ich auch nie große Probleme, etwas zu finden, in dem ich gut aussah. Das änderte sich schlagartig, als sich bei mir ein kleines Bäuchlein zeigte. Wahrscheinlich war ich die Einzige, der das auffiel. Auf jeden Fall begann ich, »eine schützende Fettschicht« um meinen Bauch herum zu entwickeln, wie ich es heute nennen würde. Mir war klar, dass ich schwanger war, aber der Rest der Welt dachte sicher, dass Jenny McCarthy einfach zu viele Kekse isst.

Eines Tages suchte ich in meinem Schrank nach etwas Passendem zum Anziehen für den Tag. Ich probierte eine Hose an und stellte fest, dass ich zwar den Reißverschluss hochziehen konnte, sich der dämliche Knopf aber nicht schließen ließ. So ein Mist! Ich zog die Hose wieder aus und probierte alle meine anderen Hosen an, bis ich endlich eine gefunden hatte, die mir immer ein bisschen zu groß gewesen war, aber jetzt genau passte. Dann streifte ich ein eng sitzendes Top über, schaute in den Spiegel und sah klar und deutlich die »schützende Fettschicht« um meinen Bauch herum. Also probierte ich alle meine anderen Tops an, bis ich eines fand, das ziemlich locker saß. Zum Schluss stand ich mitten in einem riesigen Kleiderhaufen und trug ein unzeitgemäßes Schlabberoutfit. Pfui!

Das Problem mit der passenden Kleidung wird erst einmal noch viel schlimmer, bevor es wieder besser wird, deshalb hier mein Rat für Sie: Zwängen Sie sich, solange es nur irgendwie geht, in Ihre normalen, locker sitzenden Klamotten hinein. Sie befinden sich gerade in jenem schrecklichen Stadium, in dem Sie noch nicht schwanger, sondern nur dick aussehen. Kein Stylist auf der ganzen Welt kann Ihnen dabei helfen, das zu verstecken. Sämtliche Schwangerschaftsbücher werden Ihnen empfehlen, einfach ein Hemd Ihres Mannes zu tragen. Sicher kein schlechter Rat, aber in diesem »Fett«-Stadium … Ich weiß ja nicht, wie es Ihnen geht, aber mir stehen karierte Flanellhemden nicht so besonders.

Auf keinen Fall sollten Sie schon losziehen und Umstandskleidung kaufen. Denn mit Ausnahme einiger schwarzer Stretchhosen sind alle Umstandsklamotten für Frauen mit Bauch gemacht. Oder für Frauen, die der Welt schon mitgeteilt haben, dass sie einen bekommen werden. In einem frühen Stadium werden Sie da sicher nicht reinpassen und daher aussehen wie ein Idiot in einem ganz besonders unvorteilhaften Outfit.

Natürlich fand ich, dass ich es besonders schwer hatte. Denn meine Arbeit verlangte es, dass ich meine Schwangerschaft zunächst verbarg. Mich in meine normale Kleidung zu quetschen und meinen fetten Hintern zu verbergen war aber fast unmöglich. Und auch wenn Sie vielleicht nicht vor der Kamera stehen und gut aussehen müssen, werden Sie die folgende Anekdote sicherlich nachempfinden können.

Der Produzent Dick Clark bat mich, die *American Music Awards* zu moderieren. Zum Zeitpunkt der Show würde ich bereits ein paar Monate schwanger sein. Dennoch willigte ich ein, da ich den Job interessant fand, obwohl ich natürlich Angst davor hatte, meinen Auftritt zu vermasseln.

Armes kleines reiches Mädchen, ich weiß, aber mein Garderobenstylist und ich erlebten unsere dunkelsten Stunden, als er versuchte, mir zu helfen, möglichst cool auszusehen und dabei meinen Bauch zu verstecken. Vor der Schwangerschaft hatte ich Größe 34 oder 36 getragen, aber jetzt schaffte ich es kaum, mich in Größe 38 zu quetschen. Wir hatten mindestens zehn Anproben, die alle mit Tränen endeten.

Ich brach wirklich zusammen und heulte. Alle Vorabinterviews drehten sich um die Frage, was ich denn tragen würde – Hollywood-Prioritäten! Und zum ersten Mal konnte ich mir selbst dabei zuhören, wie ich die Bedeutung von Mode und Stil in Abrede stellte. »Wie wichtig ist schon Kleidung«, meinte ich, »es geht doch darum, dass die Show gut wird.« Klar, aber nicht für Dolce & Gabbana.

Rückblick auf die Momente kurz vor der Show: Gleich musste ich auf die Bühne gehen. Ich fühlte mich zwar sicher, denn niemand hatte irgendetwas über meine Gewichtszunahme zu mir gesagt, aber auch teuflisch unbehaglich, da ich ein Korsett trug, das so eng war, dass ich keine Luft mehr bekam. Selbstverständlich hatte ich meine Ärztin zuvor mindestens eine Million Mal gefragt, ob ich eines tragen könne. »Verletze ich damit das Baby?« »Nein!« »Gefährde ich mein Baby?« »NEIN! Sie schaden sich nur selbst. Das Baby wird keine Schmerzen haben, aber Sie schon.« »Na gut, solange ich die Einzige bin, die leidet, ist das okay.«

Dann der Moment der Wahrheit: »Meine Damen und Herren, hier sind Ihre Gastgeber Sean ›P. Diddy‹ Combs und Jenny McCarthy.« Ich schritt auf die Bühne und fühlte mich gut, fühlte mich sogar sehr gut, immer unterstützt von meinem Talisman. Einige Leute verzogen zwar ihre Gesichter wegen meiner merkwürdigen Kleiderwahl – habe ich das Korsett schon erwähnt? –, aber das machte mir nichts aus, solange die Welt nicht fand, dass ich schwanger aussah.

Es vergingen einige Stunden. Diese Shows ziehen sich aber auch wirklich immer enorm in die Länge! Dann endlich war zu meiner großen Erleichterung das Ende gekommen. Ich ließ mich auf die Couch in meinem Ankleidezimmer fallen und begrüßte meine Familie, die im Publikum gesessen hatte. »Na, wie war ich?« Alle lächelten, klatschten und meinten, dass ich echt gut gewesen sei, nur … »Nur was?«, bohrte ich nach. Meine Schwester erzählte, dass die Leute um sie herum Kommentare darüber gemacht hätten, wie schwanger ich aussähe. In Hollywood kann man offenbar wirklich kein Geheimnis für sich behalten.

Nochmals, das ist ein Erlebnis, das Ihnen wahrscheinlich nicht passieren wird, aber möglicherweise werden Sie dennoch eine vergleichbare Albtraumerfahrung machen. Auf jeden Fall erwähnte der Moderator Howard Stern am nächsten Tag in seiner Sendung, dass ich extrem schwanger ausgesehen hätte und dass meine Brüste wie die einer Schwangeren gewirkt hätten. Da er es gesagt hat, nehme ich es als Kompliment, aber eigentlich ist das nicht gerade das, was eine Frau gern hören möchte.

Nachdem die Gewichtszunahme des ersten Schwangerschaftsdrittels hinter mir lag und sich auf meinem Hintern breitgemacht hatte, wurde es einfacher. Ich war jetzt ganz offensichtlich schwanger, alle Welt wusste es, und ich konnte endlich Umstandskleidung kaufen gehen. Was ich zu dem Zeitpunkt aber noch nicht wusste, war, wie schrecklich einige Umstandsklamotten sein können.

Natürlich hat sich da im Vergleich zu früher viel getan, aber immer noch nicht genug. Zunächst sind die Sachen meist überteuert. Aber da Sie in einer ziemlich schwierigen Lage sind, haben Sie keine andere Wahl und müssen etwas kaufen. Denn Sie haben nichts anderes. Das Wichtigste ist beim Einkaufen in dieser Zeit, etwas Bequemes zu finden. Ich habe weite Tops, Tunnelzughosen und gemütliche Rollkragenpullis gekauft und sie fast täglich bis in den neunten Monat hinein getragen, in dem ich unglaublich aus dem Leim gegangen bin. Da ich dann aber nicht noch mehr, noch größere und teurere Umstandskleidung kaufen wollte, die ich nur noch ein paar Wochen lang tragen würde, bat ich meinen Mann, mir irgendwo einen verflixten Kaftan zu besorgen. Kein Witz! Ich hätte wirklich viel darum gegeben, wenn mich jemand von meinen Qualen erlöst und mir einen Kaftan besorgt hätte. Denn mir passte nichts mehr richtig, und wenn es passte, dann sah alles so unglaublich groß aus oder war einfach unbequem. Ich wünschte mir echt nichts sehnlicher als einen Kaftan.

Dann passierte es! Eine Freundin von mir erhörte mein Flehen und brachte mir einen riesigen Kaftan mit blauen Blümchen und meinem Namen darauf. Nachdem ich ihn angezogen hatte, tanzte ich im ganzen Haus herum. Meine Freude endete allerdings schlagartig, als mein Mann mich darin sah und mich sofort inständig anflehte, ihn auszuziehen – und das nicht, um über mich herzufallen, das können Sie mir glauben. Die Freundin, die ihn mir geschenkt hatte, bezeichnete er sogar als falsche Schlange. Ist mir doch schnuppe!

Wenn Sie an dem Punkt angelangt sind, an dem Sie es einfach nicht mehr aushalten, dann besorgen Sie sich bitte so ein Ding. KAFTANE sind echt klasse!

Freddy Krueger ist nichts gegen mich!

Träume

Ich habe immer schon wilde Träume gehabt, aber niemand hat mich davor gewarnt, wie bizarr sie erst werden können, wenn man schwanger ist. In der Vergangenheit habe ich mir angewöhnt, meine Träume aufzuschreiben und ihre Bedeutung dann in einem Traumdeutungsbuch nachzuschlagen.

Aber ganz ehrlich, da findet man gar nichts zum Thema »Ich gebäre einen schleimigen grünen Kokon, der erst herumschwänzelt und dann davonfliegt«. Verzweifelt habe ich versucht, die tiefere Bedeutung meines Traumes herauszufinden, und schlug dafür zunächst unter »Grün« nach. Ich war mir allerdings ziemlich sicher, dass »großes Vergnügen an einfachen Dingen haben« nicht wirklich zu meinem Traum passte. Denn bis dahin war diese Schwangerschaft für mich weder ein besonderes Vergnügen noch einfach gewesen!

Neben durchgeknallten grünen Träumen hatte ich jedoch auch einen immer wiederkehrenden Traum während meiner Schwangerschaft, den ich wohl nie vergessen werde. Wenn ich daran zurückdenke, muss ich lächeln. Und Traumdeutungsbuch hin oder her, für mich ist eindeutig, dass es ein Traum war, in dem ich mich auf mein Muttersein freute. Er hört sich natürlich wie die meisten Träume ziemlich eigenartig an.

Ich träumte, dass ich schlafend oder, besser gesagt, dösend im Bett lag. Da ich mich ein bisschen einsam und traurig fühlte, schnappte ich mir irgendwann ein medizinisches Instrument, das einer Rasierklinge ähnelte und einfach so herumlag. Damit führte ich an mir selbst einen Kaiserschnitt durch, zog das Baby heraus und spielte mit ihm gleich dort im Bett. Ich redete mit ihm, kicherte, drückte es und presste es an mich. Irgendwann fiel mir dann ein, dass das möglicherweise nicht gut für das Baby war, daher legte ich es in meinen Bauch zurück und nähte mich zu. Ich hatte diesen Traum mit der heiklen Operation mehrmals während meiner Schwangerschaft. Manchmal hatte mein Baby keine Nase oder keine Ohren, was mich natürlich erschreckte, aber meistens freute ich mich auf den Traum. Er gab mir das Gefühl, dass ich meinen Sohn schon kannte, bevor er zur Welt kam.

Einmal träumte ich von ihm als älterem Kind, etwa sieben Jahre alt. Ich träumte, dass er ins Schlafzimmer stürmte, während ich schlief, seinen kleinen Kopf auf den Rand meines Bettes legte und mich vorsichtig anstupste. Ich schaute ihn an, lächelte und dachte dabei, wie niedlich er war und dass er mir eigentlich überhaupt nicht ähnlich sah. Er war eine exakte, sieben Jahre alte Kopie meines Mannes. Manchmal habe ich mich dann gefragt: Wenn man von einem bestimmten Gesicht träumt, wird das Kind dann auch so aussehen? Und dann fragte ich mich natürlich, was dann die Träume, in denen ich einen schleimigen grünen Kokon gebar, zu bedeuten hatten. Wer weiß, vielleicht war ich ja ein Medium und sah damals schon die Sache mit dem Windelwechseln vorher.

Da ich hier meine intimsten Erfahrungen mit Ihnen teile, kann ich Ihnen auch verraten, dass die besten Träume einer Schwangeren die sexuell angehauchten Träume sind. In einem dieser Art war ich schwanger und absolut hinreißend – mein Körper war vollständig bemalt wie der von Demi Moore auf dem Cover von *Vanity Fair*. Und auch wenn ich mich nicht mehr an alle Einzelheiten erinnere, weiß ich noch, dass es um Sex ging, weil ich mitten in einem Orgasmus aufwachte. Ganz schön ungewöhnlich, aber glauben Sie mir, es passiert, und ehrlich gesagt, könnte es von mir aus gerne öfter passieren. Auf jeden Fall wünsche ich Ihnen auch so eine Erfahrung!

Führen Sie während der Schwangerschaft ein Traumtagebuch. Da haben Sie später beim Lesen ein paar wunderbare Erinnerungen.

Ist das ein Apfel da an Ihrem Rektum,
oder was schleppen Sie sonst mit sich herum?

Hämorrhoiden

Ich habe einmal einen Werbespot für eine Hämorrhoiden-Salbe mitverfolgt und mich über die Qualen der Schauspieler kaputtgelacht, aber jetzt weiß ich, dass an Hämorrhoiden gar nichts lustig ist. Diese kleinen Teufel können während der Schwangerschaft oder wie bei mir nach der Geburt auftauchen.

Wenn sie sich hässlich aus Ihrem Hintern schieben, dann spüren Sie sie ständig. Und keine Angst, Ihr Arzt hat so etwas vorher schon einmal gesehen – ganz sicher, sogar so große wie Ihre. Natürlich denkt jeder, er hätte in puncto Größe einen Rekord aufgestellt, aber das können Sie gleich mal vergessen.

In Anbetracht dessen, dass ich während meiner ganzen Schwangerschaft nicht von Hämorrhoiden geplagt wurde, und angesichts der Tatsache, dass mein kleines Verstopfungsproblem (Stonehenge, Sie erinnern sich?) mich dazu zwang, fest genug zu drücken, sodass ich sie sicherlich sofort nach draußen befördert hätte, wenn sie aufgetreten wären, war ich felsenfest davon überzeugt, keine Hämorrhoiden zu haben. Aber letztendlich konnte ich ihnen nicht entkommen. Sie kamen heraus und wollten auch draußen bleiben.

Wenn Sie vorher noch nie Hämorrhoiden hatten, werden Sie mit Sicherheit schockiert sein, wenn Sie sich den Bereich um Ihren Anus herum mithilfe eines Spiegels anschauen und dabei die aufgeblasenen ballonartigen Knoten entdecken, die dort zum Vorschein kommen. Schauen Sie sich Ihre Dinger ruhig an, ich beschreibe derweil, wie sich das anfühlt.

Wenn Sie bereits eine Hämorrhoide haben und Nummer zwei sich ankündigt, spüren Sie dort wahrscheinlich ein pieksendes Zwicken. Wenn Sie größere Geschäfte erledigen, fühlt es sich an, als würden Sie Erdnüsse herausdrücken, und zwar inklusive der rauen Erdnussschalen. Deshalb verkniff ich mir bei Erscheinen von Nummer zwei jegliches größere Geschäft, bis ich so schlimme Verstopfung hatte, dass ich gezwungen war, ins Krankenhaus zu gehen. Nachdem ich sieben Stunden lang in der Notaufnahme herumgestöhnt hatte, kam der Arzt zu dem Schluss, dass mein Darm bis oben hin voll war und sich entleeren musste. Nachdem ich ihm von meinen Hämorrhoiden erzählt hatte, verschrieb er mir ein Mittel, das den Stuhl weich macht.

Wenn Sie Pech genug haben und diese schmerzhaften kleinen Mistdinger erleben müssen, sollten Sie Ihren Arzt unbedingt nach einem Mittel fragen, das den Stuhl weich macht. (Aber denken Sie daran: Gehen Sie auf keinen Fall zu einem Spezialisten, wenn es nicht absolut unerlässlich ist.) Dann werden sich die Erdnüsse wie Erdnussbutter anfühlen. Unglaublich, ich kann nicht fassen, dass ich das gerade so gesagt habe!

Hallo Pornostar!

Angeschwollene Brüste

Egal, ob Sie vorher niemals eine nennenswerte Oberweite hatten (also Brüste, für die Sie keinen BH brauchen) oder ordentlich Holz vor der Hütte hatten, seien Sie gewarnt: Jetzt kommt der Turbobusen!

Wahrscheinlich ist Ihnen schon aufgefallen, dass Ihre Brüste von dem Moment an, an dem Sie Ihre Schwangerschaft entdeckt haben, dazu neigen, wund zu werden. Tatsächlich gibt sich dieses Phänomen mit der Zeit wieder, wie in vielen Büchern richtig beschrieben ist. Aber die sich immer weiter ausdehnenden Ballons, die sich jetzt dort befinden, wo einst Ihre handlichen Brüste waren, geben sich nicht wieder, sondern werden immer größer.

Meine Brüste wurden so riesig und schwer, dass ich sie sogar einmal auf meiner Waage für Lebensmittel wog. Ich war einfach neugierig, wie sie vom Gewicht her im Vergleich zu einer Mahlzeit abschnitten. Also ließ ich eine Brust in die kleine Metallschale plumpsen, dann die andere – jede Brust 2,5 Kilogramm. Das macht zusammen 5 Kilogramm Brust. Versuchen Sie sich das mal in Hähnchenfleisch vorzustellen. Mit diesen Brüsten könnten

Sie eine Großfamilie mit 15 oder 20 Personen ernähren! Auch wenn es auf dieser Welt sicher Typen gibt, die das klasse finden, mir kam das total übertrieben vor. Das einzig Positive daran war, dass ich lieber 5 Kilogramm an meiner Brust zulegte als an meinem Hintern.

Meine Brüste wurden aber nicht nur riesig, sie wuchsen auch noch sehr schnell. Am Ende des zweiten Schwangerschaftsmonats musste ich bereits neue BHs kaufen, weil ich dringend kraftvolle Unterstützung brauchte, um diese eindrucksvollen Bowlingkugeln vor dem Absturz zu bewahren. Aber noch weigerte ich mich, einen Umstands-BH zu kaufen, weil die aussahen wie für Omas Riesenbusen gemacht. Nur wenig später sollte ich meine ersten Widerstände aufgeben und nach einer Bedeckung für Omas dicken Hintern suchen (siehe Seite 33). Ich ging also in ein normales Kaufhaus und probierte einen BH in Größe 80D an. Dummerweise sehen alle BHs ab dieser Größe wie absolute Oma-BHs aus. Da ich aber keine andere Wahl hatte, biss ich in den sauren Apfel, kaufte einen großen hässlichen BH und trug ihn von da an Tag und Nacht. Ja, auch nachts. Denn dadurch, dass ich den BH auch im Schlaf trug, konnte ich verhindern, dass meine Brüste seitlich von der Matratze herabhingen.

Einige Monate später erlebte ich einen neuen Schock, als ich eines Morgens versuchte, meinen großen hässlichen BH anzuziehen. Er passte nicht mehr. Meine Brüste waren wieder gewachsen. Unglaublich! Ich wollte meinen Augen kaum trauen, aber dann bemerkte ich, dass meine Brüste nicht nur wieder gewachsen waren, sondern dass sich zu allem Überfluss meine Warzenhöfe in dunkelbraune Riesenflächen verwandelt hatten. (Das erinnerte mich irgendwie an die Frauen dieser afrikanischen Naturvölker mit den enormen Brustwarzen.) Es sah aus, als hätte ich mir zwei verbrannte Pfannkuchen auf die Brust geklatscht. Ich war der Verzweiflung nahe.

Mir war auch vollkommen egal, ob mein Mann vielleicht seinen Spaß mit meinem neuen Riesenbusen haben konnte. Ich ließ ihn keinen Blick darauf werfen, denn es war mir total peinlich. Meiner Meinung nach hatte ich ihm sowieso nichts Erfreuliches mehr zu bieten. Ich brauchte jetzt dringend Hilfe. Wo aber findet man Verständnis, Kameradschaft und Antworten auf seine Fragen? Nun, Sie haben ja dieses Buch, aber ich machte mich auf zu einem Laden für werdende Mütter.

Dafür, dass ich dort eigentlich nie hatte hingehen wollen, war ich ziemlich schnell dorthin gerannt. Es fühlte sich an wie ein neues Zuhause, ein Ort, an dem auch andere Frauen mit riesigen braunen Brustwarzen herumliefen. Und dort vor mir befand sich ein Ständer mit den hässlichsten und größten BHs, die ich jemals gesehen hatte, die aber wahnsinnig bequem schienen. UMSTANDS-BHs! Ich hatte es so eilig, diese wunderbaren Monsterteile anzuprobieren, dass ich noch nicht einmal daran dachte, die Tür der Umkleidekabine zu schließen. Irre bequem! Machen Sie es wie ich, und vergessen Sie alle modischen Bedenken. Warten Sie nicht zu lang, um dem Club der Umstands-BH-Trägerinnen beizutreten. Ergeben Sie sich in Ihr Schicksal, dann wird Ihre Welt wieder in Ordnung kommen.

Wenn ich Ihnen mit all dem jetzt vor der Größe Ihrer Brüste während der Schwangerschaft Angst gemacht habe, dann haben Sie ein echtes Problem, denn das ist noch nichts gegen die Größe von Brüsten, die sich mit Milch füllen!

Wenn die Milch einschießt, können Sie und Pamela Anderson die gleichen BHs tragen, ehrlich wahr. Es gibt kaum Worte, die das beschreiben könnten, was Ihnen bevorsteht. »Hallo Pornostar!« ist nur ein hilfloser Versuch.

Jetzt erfahren Sie noch, wie es dann immer weiter bergab geht: Als wenn Ihr Körper noch nicht genug durchgemacht hätte, fangen Ihre Brüste einige Tage nach der Geburt an, wund zu werden. Als ich meiner Mutter davon erzählte, dass meine wund waren, bemerkte ich leichte Panik in ihrem Blick. Offensichtlich wusste sie, was ich bald durchmachen würde. Zunächst versuchte ich sie noch zu beruhigen, dass alles in Ordnung sei. Schließlich hatte ich zuvor bei einer Brust-OP schon wirklich Schlimmes erlebt, war also an Schmerzen im Brustbereich gewöhnt.

Wir machen einen Zeitsprung: (weinend) »MAMA, ICH BRAUCHE HILFE! Ich kann die Schmerzen nicht mehr aushalten, entweder sterbe ich gleich oder ich schneide mir meine Brüste ab.« Obwohl ich Schmerzmittel genommen hatte, hatte ich solche Schmerzen, dass ich mir kaum vorstellen konnte, wie sich das ohne Tabletten anfühlen würde. Ich ging wirklich zum Spiegel, hob mein Hemd an und schluchzte jämmerlich.

Und jetzt für alle Stillerinnen da draußen: Angeblich soll ja das Füttern Ihres Babys eine sofortige Erlösung von all den Schmerzen und den Schwellungen bringen. Dafür schwellen aber Ihre Brüste vor jedem Füttern unangenehm an, bis Sie sich daran gewöhnt haben. Ich habe nicht gestillt, deswegen musste ich gegen die Milch ankämpfen und die Brüste austrocknen lassen. Sie waren zum Teil so angeschwollen und fest, dass der obere Teil gegen mein Schlüsselbein stieß und die untere Hälfte meinen Bauchnabel berührte – und das ist wirklich nur ein ganz klein wenig übertrieben, ehrlich! Wenn Sie wie ich nicht stillen, dann werden Sie wie ich durch die Hölle gehen. Ich will Ihnen ja keine Angst machen, aber eigentlich war diese Brust-Geschichte für mich viel irritierender als die Geburt. Das Ganze geht so schnell (das Anschwellen natürlich, nicht die Erleichterung), und Sie können kaum etwas dagegen tun.

Einige Leute rieten mir, meine Brüste mit Eis zu kühlen, aber das einzig Passende, das ich finden konnte, waren zwei Familienpackungen mit gefrorenem Gemüse, und die tauten viel zu schnell auf. Jemand anderes schlug vor, ich solle meine Brüste in Kohlblätter einwickeln. Ich weiß ja nicht, wie es Ihnen dabei geht, aber selbst wenn das helfen würde – es gibt noch so etwas wie Selbstachtung! Ich kann Ihnen nur das empfehlen, was mir auch gut geholfen hat: Binden Sie Ihre Brüste ab (denken Sie an Hilary Swank in *Boys Don't Cry* und Gwyneth Paltrow in *Shakespeare in Love)*. Ich habe dazu einen langen Schal verwendet, den ich tagelang nicht mehr abgelegt habe. Schon allein ihn für eine Dusche abzuwickeln war schmerzhaft. Jede kleinste Bewegung der Brust war eine Höllenqual. Da kommt doch Freude auf, oder?

Eine Übung für die Vagina

Während Ihrer Schwangerschaft werden Sie immer wieder Frauen über Beckenboden-Übungen reden hören. »Machen Sie auch Ihre Beckenboden-Übungen?« – »Vergessen Sie ja nicht Ihre Beckenboden-Übungen, sonst wird es Ihnen leidtun.« Selbst Frauen, die nicht schwanger sind, erinnern Sie ständig daran. Ich möchte Ihnen ja auch nicht davon abraten, sie zu machen – immerhin schwören viele Leute darauf –, aber mich hat das ganze Thema ziemlich genervt. Wer will schon den ganzen Tag über daran denken, seine Vagina anzuspannen und dann wieder locker zu lassen? Abgesehen davon, dass es sich um einen Von-Frau-zu-Frau-Rat handelt – gibt es eigentlich einen wissenschaftlichen Beweis dafür, dass Beckenboden-Übungen wirklich etwas Gutes bewirken? Ich schwöre Ihnen, dass ich sie niemals gemacht hätte, wenn die Ich-habe-ein-Baby-bekommen-also-nimm-den-Rat-besser-von-mir-an-Schwesternschaft mich nicht so sehr in Angst versetzt hätte, dass ich sicherheitshalber mit den Übungen begann.

Gehen wir also davon aus, dass die Angst Sie dazu treibt, Ihre Vagina zu trainieren. Woher wissen Sie aber, dass Sie es auch richtig machen? Wahrscheinlich haben Sie keinen Privattrainer, der Ihnen dabei Hilfestellung leistet. Wenn Sie wissen wollen, ob Sie Ihre Beckenboden-Übungen korrekt absolvieren, dann probieren Sie das einmal: Beim nächsten Toilettengang versuchen Sie, den Mittelstrahl Ihres Urins anzuhalten. Die Muskeln, die Sie dabei benutzen, sind Ihre Beckenboden-Muskeln, und das sind die, die Sie den ganzen Tag über bewegen sollten. Warum soll man diese Übungen eigentlich machen? Beckenboden-Übungen sollen die Muskelspannung in Ihrer Vagina verbessern, damit der Heilungsprozess nach der Geburt schneller verläuft. Zumindest sollen diese magischen Beckenboden-Übungen dabei helfen, dass Ihre Vagina wieder in Form kommt, nachdem sie bei der Geburt total ausgeleiert wurde. Und starke Beckenboden-Muskeln ermöglichen es, nach der Geburt die Kontrolle über Ihre leckende Blase schnell wiederzugewinnen.

Ich fand es extrem nervig, meine Beckenboden-Übungen machen zu müssen, aber mein Mann predigte mir ständig, nicht damit aufzuhören. Wahrscheinlich hatte er Angst, dass es sich so anfühlen würde, als würde man eine Salami in einen riesigen Tunnel werfen, wenn wir nach der Geburt wieder Sex hätten. Das waren sogar ziemlich genau seine Worte, wenn ich mich recht erinnere. Also setzte ich mich auf die Couch, schaute fern und presste vor mich hin. Oder ich absolvierte meine Beckenboden-Übungen im Supermarkt, während ich in der Schlange vor der Kasse warten musste und mich dabei ein klein wenig unbehaglich fühlte, weil ich dachte, dass mir sicherlich jeder ansehen konnte, dass ich gerade meine Vagina anspannte und wieder locker ließ. Oder ich machte meine Übungen, während ich mit meiner Mutter telefonierte, wobei sie natürlich keine Ahnung hatte, was ihre Tochter da gerade Komisches trieb.

Abschließend nur so viel: Machen Sie ruhig diese Beckenboden-Übungen. Vielleicht helfen sie ja wirklich dabei, die Vagina nach der Geburt schnell wieder in Form zu bringen. Es gibt ja wohl kaum etwas Schlimmeres als eine ausgeleierte, schlabbrige Vagina. Schließlich soll das Teil doch so lange wie möglich attraktiv bleiben, oder?

1972 ist vorbei!

Baby-Boomer erklären, wie es zu ihrer Zeit war

Ein Lobgesang auf die Generation der Baby-Boomer! Denn sie lassen Altes wirklich noch gut aussehen. Sie ergeben sich nicht dem Schaukelstuhl, sondern besuchen regelmäßig die Treffen der Weight Watchers und machen zweimal die Woche Kardiotraining. Und sie zeigen unserer Generation den Weg zu einem angstfreien und respektvollen Umgang mit dem Alter. Baby-Boomer an die Macht!

Nachdem ich meine Lobeshymne losgeworden bin, muss ich leider feststellen, dass es da draußen einfach viel zu viele Baby-Boomer gibt, die alle irgendeinen Rat parat zu haben scheinen, wie eine Schwangerschaft »bewältigt« werden sollte. Hier ist ein Beispiel: Meine Mama ist ein Boomer, und ihre Gewichtszunahme während der Schwangerschaft war einfach unglaublich gering. Als sie schwanger war, hatten die Ärzte extrem strenge Ansichten über Gewichtszunahme. Und die meisten dieser Baby-Boomer werden auf die Frage, wie viel sie zugenommen haben, antworten: etwa 9 Kilo. Und warum war das so? Meiner Meinung nach ist der Grund dafür, dass alle Ärzte damals Männer waren und die Mädels dünn halten wollten. Außerdem war die Frau im

Durchschnitt 19 oder 20 Jahre alt, als sie anfing, Kinder zu bekommen. Heute bekommen Frauen ihre Kinder mit Ende 20, Ende 30 und sogar noch in den Vierzigern. Wir starten also älter und damit schwerer, und wir legen beim Gewicht proportional zu unserem Alter zu. Die gute Nachricht: Die Ärzte – heute sind viel mehr Frauen darunter – und die Bücher sagen, dass es vollkommen normal sei, 12 bis 17 Kilogramm zuzunehmen.

Zu diesem Thema habe ich selbst ein paar Recherchen angestellt, weil ich denke, dass diese Bücher und auch die Experten nicht ganz richtig liegen. Denn die meisten Frauen, mit denen ich gesprochen habe, haben etwa 25 Kilogramm zugenommen. Sicher gibt es da einige ärgerliche Ausnahmen, aber die meisten bewegten sich im 25-Kilo-Bereich. Sogar meine Ärztin hat gesagt, dass 25 Kilogramm ganz normal seien. Natürlich habe ich dieses normale Maß noch einmal um 5 Kilogramm überboten, aber das nur am Rande, Sie verstehen schon, was ich damit sagen will: Vielleicht weiß Mutter ja doch nicht alles besser.

Ich kann mich noch gut an eine Situation im Fitnessstudio erinnern, als ich auf dem Laufband trainierte und eine Baby-Boomerin neben mir lief. Sie fing ein Gespräch über meinen schwangeren Bauch an und fragte dann, wie viel ich bis jetzt zugenommen hätte. Obwohl ich die Frage ziemlich unverschämt fand, hatte ich kein Problem damit, es ihr zu sagen. Bis zu diesem Zeitpunkt (siebter Schwangerschaftsmonat) hatte ich 17 Kilogramm zugelegt. Nachdem ich ihr das verraten hatte, wäre sie fast vom Laufband gefallen, glotzte mich erst an und kreischte dann: »SIE MACHEN WOHL WITZE! ALSO, JETZT ABER MAL LANGSAM, SÜSSE, DAS IST JA EINFACH UNMÖGLICH.« Ich konnte es nicht fassen, dass sie so auf mich losging.

Als sie auch noch damit anfing, dass sie zu ihrer Zeit nur 9 Kilogramm zugenommen habe, konnte ich mich nicht mehr beherrschen und schrie sie an: »1972 IST VORBEI!«

Gewichtszunahme ist die eine Sache. Aber dann gibt es da noch die Also-zu-unserer-Zeit-gab-es-keine-Periduralanästhesie-Fraktion. Da bleibt mir nur zu sagen: Gott segne euch, aber glaubt bloß nicht, dass auch wir ohne auskommen wollen, nur weil ihr das getan habt. Die Zeiten haben sich eben geändert. Unsere Lebensweise ist eine vollkommen andere, und die moderne Medizin hat manches verbessert, meine Damen. Wenn es gar nicht anders geht, hören wir uns gerne eure ganz persönlichen Leidensgeschichten an, aber bitte haltet uns keine Vorträge und versucht uns nicht einzureden, dass wir in der Schwangerschaft etwas falsch machen würden, nur weil wir es besser – äh, ich meine anders – machen.

Ist ein Abgasbehälter explodiert, oder war ich das?

Blähungen

Mein armer, armer Mann. Er hat immer die natürlichen, unverfälschten Seiten an Jenny geliebt – er kannte mich ja auch schon, bevor wir richtig zusammengekommen sind –, aber ich glaube nicht, dass er das jemals erwartet hätte.

Wir hatten wohl beide etwas Blähendes gegessen und mussten nun die Konsequenzen ertragen – besonders schlimm, weil wir bei geschlossenen Fenstern im Auto unterwegs waren. Doch die Abgase einer schwangeren Frau sind extrem übel und können einen Mann wahrhaftig in die Knie zwingen. Im ersten Schwangerschaftsdrittel fängt es an, so richtig schlimm zu werden. Unglücklicherweise schlägt einem da noch nicht sehr viel Sympathie entgegen, da man nicht schwanger, sondern nur fett aussieht, und niemand besonders Rücksicht auf einen nimmt. Doch auch wenn man es Ihnen nicht ansieht, dass Sie eine Entschuldigung dafür haben, haben Sie dennoch keine Kontrolle über das Ganze. Sie können daher nur hoffen, dass Sie sich mit einem süßen kleinen Lächeln oder einem »Uups« aus der misslichen Affäre ziehen können.

Am schlimmsten war es für mich und meine Blähungen, wenn wir in der Öffentlichkeit waren. Ich konnte förmlich spüren, wie sich das Gas langsam bildete, und konnte dann nur schnellstmöglich einen menschenleeren Bereich aufsuchen und beten, dass niemand mich unbedingt begleiten wollte, wenn ich mein Gift ablassen wollte. Eine weitere, nicht ganz risikofreie Strategie ist es, im Gehen zu furzen und zu hoffen, dass so genügend Druck abgebaut wird. Dummerweise gibt es meistens irgendeinen armen Menschen, der direkt in Ihre Schusslinie läuft.

Der Hauptgrund für den reizenden Duft dieser wohltuenden Lufteruption ist wohl Verstopfung. Wenn Sie blähende Lebensmittel meiden und/oder sich einfach nicht zu voll fressen, haben Sie es möglicherweise einfacher als ich. Auf jeden Fall empfehle ich Ihnen dringend, stets eine kleine Flasche Raumspray in Ihrer Handtasche dabeizuhaben. Und für zu Hause sollten Sie sich einen Vorrat an Duftkerzen zulegen. Ihr Mann denkt dann vielleicht sogar, dass Sie romantisch sein wollen, und in diesem Irrglauben sollten Sie ihn unbedingt lassen. Schließlich muss er ja nicht wissen, dass Sie so den widerlichen Geruch von Fäulnis zu überdecken versuchen. Einen Versuch ist es auf jeden Fall wert, nur Pech, wenn Ihnen dann doch versehentlich ein Lüftchen entweicht.

Hände weg, Alter!

Fremde, die Ihren Bauch berühren

Wäre es nicht großartig, in einer Welt zu leben, in der Fremde sich nicht seltsam benehmen? In einer zivilisierten Gesellschaft kommen Menschen nicht einfach auf einen zu und tätscheln einem den Bauch. Wenn sie das täten, könnte man sie glatt verhaften lassen. Warum glauben die Leute, dass es in Ordnung ist, schwangeren Frauen zu nahe zu treten und ihre Bäuche zu streicheln?

Natürlich weiß ich, dass es die meisten Menschen nett meinen, aber Sie würden Ihrem Bauch gegenüber sicherlich ein ebenso großes Schutzbedürfnis verspüren, wie ich es tat. Und generell sollten alle ZUERST EINMAL FRAGEN, finde ich, oder etwa nicht? Als ich einige Male ein ärmelloses Top trug, das ein Stück meines nackten Bauches enthüllte, empfanden das völlig Fremde – darunter auch ein echt total schmieriger Typ – als Einladung, die entblößte Haut zu berühren. Nein, raus aus meinem Privatbereich! Verschwindet! Die Leute, die mich berührt haben, können von Glück reden, dass ich ihnen nicht wie ein Wachhund die Hand abgebissen habe. Wuff! Wuff! Weg mit euch!

Die eigenartige Begegnung mit einer alten jamaikanischen Frau hat mich nicht nur wütend, sondern zu allem Überfluss auch noch ziemlich nervös gemacht. Als ich an einer Straße entlanglief, hielt sie mich an, legte ihre Hand auf meinen Bauch und fing an, ein voodooähnliches Gebet zu singen. Ich war so schockiert, dass ich mich nicht bewegen konnte.

Und noch bevor ich mich aus meiner Starre lösen und sie durch einen gezielten Kung-Fu-Fußtritt außer Gefecht setzen konnte, war sie bereits wieder verschwunden. Danach war ich so aufgeregt, dass ich sofort nach Hause rannte, mir den Bauch gründlich abwusch und dabei sämtliche katholischen Gebete aufsagte, die ich kannte.

Es gab nur eine Ausnahme von der Regel »ERST FRAGEN«, und das war, wenn andere schwangere Frauen meinen Bauch berühren wollten. Irgendwie gibt es da anscheinend eine unausgesprochene Verbindung zwischen Schwangeren, und die ermöglicht es, dass wir einander anders, vertrauter begegnen.

Da sind dieser wissende Blick und das vielsagende Lächeln, das wir uns gegenseitig schenken können, wenn wir aneinander vorbeigehen. Und darum ist es für mich auch in Ordnung, wenn eine Schwangere den Bauch einer anderen Schwangeren berühren will, aber das gilt wirklich nur für Mitglieder des Schwangeren-Clubs.

Ich kann nicht mehr sehen! Ich blute!
Und einiges Unangenehme mehr ...

Eigenartiges und Schmerzhaftes

Dieses ganze Buch ist all den seltsamen Dingen gewidmet, die Ihnen während der Schwangerschaft passieren können. Im Folgenden möchte ich Ihnen noch einige ganz besonders bemerkenswerte Punkte aus der Kategorie »Haben Sie gewusst, dass …?« nennen, die Sie möglicherweise erschrecken können.

Wussten Sie, dass Sie vor allem im letzten Schwangerschaftsdrittel häufig Wadenkrämpfe bekommen können? Und zwar Wadenkrämpfe vom Typ Mitten-in-der-Nacht-schweißgebadet-aufwachen! Wadenkrämpfe fühlen sich in etwa so an wie Wachstumsschmerzen – wenn Sie sich noch so weit zurückerinnern können. Mir half dabei nur der Gedanke, dass es irgendwann vorbei sein würde. Sinnvoll war zum Beispiel, meinen fetten Hintern von der Couch zu hieven und ein bisschen herumzuspazieren. Aber wenn die Krämpfe richtig schlimm wurden, flehte ich meinen Mann an, meine Beine so lange zu schütteln, bis die Schmerzen weg waren, wenn ich es überhaupt ertragen konnte, dass er meine Beine berührte. Merken Sie sich: Halten Sie auf jeden Fall Massageöl bereit.

Warten Sie immer noch ängstlich darauf, dass Sie irgendwann Ihre Umwelt nur mehr verschwommen wahrnehmen? Keine Panik, das kommt nicht bei allen schwangeren Frauen vor. Aber all denjenigen, die aufwachen und die Hand vor Augen nicht mehr sehen können, sei gesagt: Auch das kann ein Nebeneffekt der Schwangerschaft sein. Meine Ärztin hat mir erzählt, dass einige Frauen während ihrer Schwangerschaft sogar neue Brillen brauchen, weil sich ihre Sehstärke drastisch verändert. Meine Sicht auf die Dinge wurde nach der Geburt erst richtig normal, wenn Sie mich fragen.

Erinnern Sie sich an das, was ich Ihnen über den Schneckenschleim-Ausfluss gesagt habe und darüber, dass Ihre Nase das gleiche Spielchen spielen kann? Ja, es ist wahr: Laufende Nasen kommen für gewöhnlich früh in der Schwangerschaft vor und können die ganze Zeit über andauern. Ich hatte stundenlange Niesattacken, damit meine Nasenschleimhäute schön geschmeidig blieben. Achtung, es kommt noch besser: Nasenbluten gibt es in der Schwangerschaft auch häufig, halten Sie also Taschentücher neben Ihrem Bett bereit.

Wenn wir gerade von Blut sprechen – eines sollten Sie wissen: Zahnfleischbluten ist nicht unbedingt ein Anzeichen für eine Zahnfleischentzündung. Auch eine Schwangerschaft kann der Grund dafür sein, dass sich Ihre Zahnbürste rosa färbt. Und weil in meiner Schwangerschaft nichts nur in geringem Ausmaß stattfand, sah ich morgens oft aus wie ein Vampir, der die ganze Nacht am Hals von irgendjemandem gesaugt hatte. Überflüssig zu erwähnen, dass ich einige Zahnbürsten verschlissen habe.

Und da wir schon bei Blut und damit Adern sind: Die dunkle Linie auf Ihrem Bauch ist keine Vene. Offiziell heißt sie Linea nigra und ist bloß ein Strich. Das ist alles. Die Ärzte wissen anscheinend nicht, warum einige Frauen sie bekommen und andere nicht. Sie tut auch überhaupt nicht weh. Aber meines Erachtens macht sie einen nicht gerade attraktiver. Wie vieles während dieser Zeit können Sie diese Linie nicht loswerden, doch sie verschwindet nach der Geburt. Eine Warnung noch: Sollten Sie so mutig sein und sich während der Schwangerschaft im Bikini blicken lassen, müssen Sie wissen, dass die Linea nigra dunkler werden kann, wenn Sie Ihren Bauch der Sonne aussetzen.

Die einzige Sache, die ich während meiner Schwangerschaft nicht durchleben durfte, war das Auftreten von Besenreisern. Alles andere habe ich mitgenommen, darum weiß ich wirklich nicht, warum mir das erspart geblieben ist. Ich bekam zwar eine winzige Krampfader, die meiner Meinung nach sowohl übel aussah als auch unangenehm war, aber nachdem ich meine Freundinnen über ihre Besenreiser hatte reden hören, beschloss ich, lieber meine Klappe zu halten und mich nicht über meine kleine Krampfader zu beschweren.

Laut meinen Informationen entstehen Besenreiser durch einen Östrogenanstieg im Körper. Angeblich sind auch Leute, die viel stehen müssen, häufiger davon betroffen. Eine meiner Freundinnen erzählte, dass sie bei ihr im vierten Monat ausgebrochen und von da an zunehmend schlimmer geworden seien. Ihre – nach eigener Aussage – tollen Model-Beine hätten mit der Zeit ausgesehen wie die von einer vom Leben geplagten Oma – verquollen, lila gefärbt und voller Dellen, kurzum einfach demütigend. Als sie weinend im Sprechzimmer ihres Arztes saß, erklärte ihr der, dass sie noch Glück gehabt hätte, da er einige Frauenbeine mit Besenreisern gesehen habe, die ausgesehen hätten wie alte Rebstöcke – knorrig und wulstig.

Es tut mir wirklich fürchterlich leid für Sie, wenn Sie jemals derart schlimm davon betroffen sein sollten, aber seien Sie zuversichtlich, dass das Ganze nach der Geburt fast wieder verschwinden wird. Bei meiner Freundin war das auf jeden Fall so. Sie trägt jetzt wieder kurze Röcke und High Heels. Auch Sie werden bald wieder flott unterwegs sein!

www.ichmussaufhörenbabymistzukaufen.com

Babyläden im Internet

Haltet mich auf!!!

Kein Zweifel, nicht einmal bei mir: Ich hätte wirklich Hilfe gebraucht. Mein Mann versuchte sogar, eine entsprechende Klinik für mich zu finden, aber wie sich zeigen sollte, gab es keine Kliniken für außer Kontrolle geratene, einkaufssüchtige werdende Mütter. Aber hallo, was soll man auch sonst tun, wenn man das Haus kaum mehr verlassen will? Man kauft die süßesten, bezauberndsten Babysachen einfach im Internet ein. Und genau das habe ich getan. Und Sie werden es vielleicht auch tun – das ist nicht Ihre Schuld, keine Sorge.

Das Problem begann für mich, als ich auf der Suche nach einer Babywanne war. Eine Freundin empfahl mir, mich im Internet umzusehen, da es für mich so leichter sein würde. Nach einiger Zeit war ich im Netz auf eine gute Seite gestoßen und loggte mich dort ein. Als ich mich ein wenig auf der Seite umsah, entdeckte ich alle möglichen Links zu anderen Baby-, Kinder- und

Spezialläden und so weiter. Ein bisschen Herumstöbern kann ja nicht schaden, dachte ich.

Das Nächste, woran ich mich erinnern kann, ist, dass wir einen Stapel Kartons vor die Tür geliefert bekamen. Für meinen Mann waren diese anfänglichen Anschaffungen völlig in Ordnung, erst als weitere 60 Kartons kamen, wurde er sauer. Um sein Gemüt zu besänftigen, beschloss ich ein paar Lätzchen mit der Aufschrift »Ich liebe meinen Papi« zu kaufen. Als ich eine Schachtel öffnete, sagte ich gerührt: »Ach, guck mal, wie süß, Schatz, er liebt seinen Papi.«

Der Trick hat ihn zwar zeitweise beruhigt, allerdings wusste er nichts davon, dass ich von nun an meine Sachen zu meiner Schwester liefern ließ. Ich wurde erst etwas vernünftiger, als mir klar wurde, dass ich mittlerweile beinahe unseren gesamten Notgroschen für Zeug ausgegeben hatte, das unser Baby wahrscheinlich niemals schätzen würde. Ein paar Worte an die ganz Schlauen: Einkaufen im Internet ist immer verführerisch, aber wenn jemand schwanger und hormonell gebeutelt ist und nachmittags nichts Besseres zu tun hat, ist Online-Shopping wie der Eintritt ins Schlaraffenland. Alles sieht nach Vergnügen und Entspannung aus, aber irgendwie findet man den Weg nicht mehr heraus.

Seien Sie also vernünftig, und parken Sie Ihren Computer, sobald Sie guter Hoffnung sind, unzugänglich auf dem Dachboden.

Ist es hier drin so warm, oder liegt das an mir? ... Es liegt an mir!

Fliegende Hitze und Ohnmachtsanfälle

In der Schwangerschaft habe ich unglaublich stark geschwitzt. Nicht umsonst heißt es ja, dass Frauen am glühenden Gesicht erkennen, dass sie schwanger sind. Ich hatte auf jeden Fall ständig einen Schweißfilm auf dem Gesicht. Aufgrund meiner außer Kontrolle geratenen Körpertemperatur hätte man Eier und Speck direkt auf meiner Stirn braten können.

Wenn es Ihnen wie mir geht, können fliegende Hitze und Ohnmachtsanfälle zu den ersten Symptomen gehören, die Ihnen anzeigen, dass Sie schwanger sind. Ich erinnere mich noch daran, dass ich schweißgebadet an Kassen Schlange stand und mir dann schwindelig wurde. Zum Glück kann ich keine peinlichen Geschichten zum Thema Umkippen beitragen, aber hin und wieder wurde mir so schwindelig, dass ich mich an Wänden abstützen musste. (Als Blondine konnte ich mir das erlauben.) Wenn man sich in einem stickigen Raum ohne jegliche Frischluftzufuhr aufhält, passiert das eben.

Sollten Sie in einer kühlen Klimazone leben, haben Sie wirklich Glück, denn während der Schwangerschaft in heißen Gefilden zu wohnen, zum Beispiel in Los Angeles, kann eine Frau ehrlich fertigmachen. Bei mir kam es so schlimm, dass ich mit nichts als Omaschlüpfern bekleidet – zugegebenermaßen viel Stoff, aber nicht sehr warm – nachts zu Hause die Klimaanlage auf 10 Grad Celsius stellte, was meinen Mann dazu bewegte, einen Anorak und Fäustlinge anzuziehen. Er beschwerte sich fortwährend darüber, dass sich bereits Eiszapfen an seiner Nase bildeten. Als vernünftige und emotional ausgewogene schwangere Frau war es mir allerdings völlig egal, ob er sich in einen Schneemann verwandelte, solange mir nur kühl war.

Wenn die Klimaanlage nicht auf Volltouren lief, strahlte ich so viel Hitze ab, dass die Fenster auf meiner Seite beschlugen, wenn mein Mann und ich im Auto saßen. Und je größer das Baby in mir wurde, desto mehr überhitzte sich mein Thermostat.

Mein Körper kam mir vor wie ein Superbackofen, nur ließ sich der bei mir während der folgenden Wochen nicht abschalten. Je näher ich dem Geburtstermin kam, desto schlimmer wurde es. Schließlich hielt ich es nur noch nackt aus, was wirklich kein besonders schöner Anblick war. Es mag Leute geben, die glauben, dass eine schwangere Frau schön ist, aber wenn ich in den Spiegel blickte, sah ich nur eine verschwitzte, unglückliche schwangere Frau mit Cellulite und Dehnungsstreifen.

Noch einmal zur Verdeutlichung: Ich war verschwitzt, nackt und schrecklich anzuschauen. Vermutlich hätte es noch schlimmer kommen können. Denn immerhin schaffte ich es noch zu baden, damit ich wenigstens nicht stank. Es gibt sicherlich nichts Schlimmeres auf Erden als eine unglückliche schwangere Frau, die stinkt.

Oh, Oh, Oh, Oh, OOOOOOOHHHHHH! …
Ich hätte gerne noch so einen!

Orgasmen in der Schwangerschaft

Natürlich war nicht alles schrecklich während meiner Schwangerschaft. Es gab da zum Beispiel die Vorfreude auf das Baby. Und natürlich noch etwas … Da der liebe Gott uns immerhin einen Vorteil für die Zeit während der Schwangerschaft gewährt hat, bin ich wirklich seeehr froh, dass er sich gerade den Orgasmus dafür ausgesucht hat. Wenn Sie als Schwangere noch keinen Orgasmus hatten, dann hoffe ich aufrichtig für Sie, dass das bald passieren wird. Es ist einfach überragend. Mit einem ganz fetten Ü. Ich weiß, was Sie jetzt wahrscheinlich denken: »Wer interessiert sich in dieser Zeit für Sex? Wenn mein Mann mir auch nur zu nahe kommt, laufe ich schon davon.« Das verstehe ich absolut, ich hatte auch kein Interesse an Sex im eigentlichen Sinne, aber es gibt da ja noch etwas anderes, das Sie selbst in der Hand haben. Erinnern Sie sich? Verstehen Sie, was ich meine? Ich muss es Ihnen doch hoffentlich nicht genauer beschreiben!

Warum Orgasmen in der Schwangerschaft so viel intensiver sind, weiß ich nicht. Wahrscheinlich hat das irgendetwas mit der stärkeren Durchblutung zu tun, aber die wissenschaftliche Erklärung dafür kann einem doch nur den Spaß verderben. Ich brauche auch eigentlich nicht wirklich eine Erklärung. Da ich einmal meinen Gesichtsausdruck im Spiegel überprüft habe, weiß ich, dass ich aufgrund der Intensität dabei aussehe, als hätte ich gerade einen Anfall. Ein Grund mehr, meinen Mann von dieser Erfahrung auszuschließen.

Auch wenn der schwangere Orgasmus wirklich wundervoll ist, schwankte ich immer zwischen »OH JA« und »OH NEIN, ICH TÖTE MEIN BABY«. Ich habe meine Ärztin deshalb mehrmals gefragt, ob ich dem Baby damit Schaden zufügen könnte, und sie hat das strikt verneint. Um meine Angst zu lindern, habe ich mir mein kleines Baby vorgestellt, wie es benebelt von meinen Endorphinen geradezu ekstatisch im Bauch herumschaukelt, während Mami mit einem breiten Grinsen daliegt.

Angeblich gibt es da draußen auch einige Frauen, die während der Schwangerschaft regelrecht nach richtigem Sex gieren. Ich weiß wirklich nicht, wo die sein sollen, aber die Frauenmagazine berichten davon, dass es sie gibt. Ich gehöre auf jeden Fall nicht dazu. In den ganzen neun Monaten der Schwangerschaft hatte ich vielleicht zweimal Lust auf richtigen Sex, ansonsten blieb mein Mann auf Distanz. Was mir sehr recht war, aber er auch so wollte. Denn er meinte, dass er sich komisch dabei fühlen würde, wenn er mit seinem Penis in der unmittelbaren Nähe seines Sohnes herumfuhrwerken würde. Kein Problem, schließlich hatte er seine schmutzigen Heftchen und ich den Vibrator!

Probieren Sie es aus, und versuchen Sie, einen der wenigen Vorteile, die eine Schwangerschaft zu bieten hat, auszukosten. »OH JA!«

Alles zum Heulen

Hormonell bedingte Niedergeschlagenheit

Ein todsicheres Indiz dafür, dass ich meine Periode bekomme, ist es, wenn ich beim Autofahren ein trauriges Lied im Radio höre und sofort in Tränen ausbreche. Für gewöhnlich ist das dann irgendein Song von Barry Manilow oder den Carpenters. Wenn Sie allerdings schwanger sind, bedarf es nicht erst eines schnulzigen Liedes, um Sie zum Weinen zu bringen, da reichen schon die Verkehrsnachrichten, um die Schleusen zu öffnen.

Ich spreche jetzt nicht von postnatalen Depressionen – die kommen in Buch zwei dran … hehehe. Und ich meine auch nicht die Sache mit der Psychotussi (das ist eine andere Geschichte, siehe Seite 25). Nein, hier geht es um all die Tränen, die Sie vergießen, während Ihr Braten noch in der sprichwörtlichen Röhre liegt. Es gab Zeiten, da fürchtete ich wirklich zu dehydrieren, weil ich tagelang weinte. Im Nachhinein finde ich es lustig, wie emotional wir Frauen doch immer werden. Aber diese blöden Hormone machen es uns echt schwer. Ins Kino zu gehen können Sie getrost vergessen, denn selbst bei Komödien habe ich angefangen zu schluchzen.

Ein typisches Beispiel: Ich war gerade schwanger, als der Film *Moulin Rouge* anlief. Eines Tages beschloss ich, mich mit einem kleinen Filmchen und Popcorn für meine Mühen zu entschädigen. Der große Fehler dabei war, dass ich alleine ins Kino ging. Während des Films weinte ich so heftig, dass vollkommen Fremde zu mir kamen und mich fragten, ob mir etwas fehle. Während die Leute dann aus dem Saal strömten, versteckte ich mich am Boden zwischen den Sitzen, weil ich mein Schluchzen nicht mehr kontrollieren konnte. Achtung, es kommt noch schlimmer! Sobald alle gegangen waren, rannte ich zu meinem Auto und fuhr los. Sekunden später musste ich rechts ranfahren, weil ich nicht mehr lenken konnte, denn ich heulte so heftig, dass ich sogar anfing zu hyperventilieren. Wenn Sie den Film nicht kennen, werden Sie wahrscheinlich denken: »Das muss aber ein verdammt guter Streifen sein.« Ja, es ist ein großartiger Film, aber wenn man schwanger ist, erzeugt sogar der langweiligste Werbespot den gleichen Effekt. Mein Rat für solche Fälle: Gehen Sie unbedingt mit einer Freundin ins Kino, wenn Sie schwanger sind. Dann können Sie sich zumindest an einer bekannten Schulter ausheulen, und sie kann Sie nach Hause bringen.

Und hier noch ein guter Rat: Schauen Sie KEINESFALLS Nachrichten an. Etwas über die Zerstörung unserer Welt zu erfahren macht eine Frau, die ein Kind dort hineinsetzen wird, nicht besonders glücklich. Ich weinte ja auch ohne Anlass, aber die Abendnachrichten gossen nur noch Öl ins Feuer. Oh, und dann diese verfluchten Babyshows. Die netten sind ja noch ganz gut anzuschauen – dann sind die Tränen Freudentränen –, aber ich wurde ständig mit Shows über Frühchen konfrontiert, die eine Notoperation brauchten. Wenn mein Mann ins Zimmer kam und meinen dicken schwangeren Körper vor dem Fernseher lauthals schluchzen sah, zwang er mich umzuschalten. So hart es in dem Moment auch war, diese Kleinen auf dem OP-Tisch einfach so liegen zu lassen, bin ich ihm im Nachhinein doch dankbar, dass er mich aus meiner durch den Film der Woche erzeugten Abwärtsspirale herausgezogen hat.

Manchmal haben Sie selbst wirklich keine Ahnung, warum Sie gerade weinen. Einmal saß ich auf dem Sofa, sah einen kleinen Fussel vorbeifliegen und brach in Tränen aus. Mein Mann fragte mich andauernd, was mir fehle, und ich versuchte tatsächlich zu ergründen, warum ich weinte, aber es gab einfach keinen Anlass. Da die Tatsache, grundlos zu weinen, für ihn keinen Sinn ergab, erfand ich schließlich einfach etwas wie »Ich weine, weil du vergessen hast, den Müll runterzubringen«. Ist ein bisschen fies, ich weiß, aber einer Begründung kann sich ein Mann nur schwer entziehen. Wenn Sie ihm einen Grund angeben, dann haben Sie davon einen doppelten Nutzen: Ihr Mann hört auf, Sie mit Fragen zu nerven, und Sie können sicher sein, dass, wie in meinem Fall, der Müll rausgebracht wird.

Also, egal, wie schon gesagt … Moment, was habe ich gerade gesagt?

Abschweifende Gedanken

Haben Sie schon Erfahrungen mit der Schwangerschaftsdummheit gemacht? Wenn nicht, glauben Sie mir und dem, was in all den Büchern steht, trotzdem: Es gibt sie, sie ist furchtbar, und auch Sie werden bald zu einem absoluten Hohlkopf mutieren. Das fehlte mir gerade noch, denn die meisten Leute fanden sowieso schon, dass ich eine Schraube locker hatte oder diese Dumme-Blondinen-Nummer total beherrschte. Aber der Schwangerschaftsdummheit kann nichts das Wasser reichen.

Als ich an einem herrlichen Nachmittag in meinem Auto saß, fing ich an, darüber nachzudenken, wieso meine Gedanken ständig abschweiften, was mich ablenkte und wieso ich Dinge plötzlich vergaß. Müßig darüber nachzugrübeln! Auf jeden Fall bemerkte ich plötzlich, dass ich schon 2,5 Kilometer an unserem Haus vorbeigefahren war. Wie doof konnte man eigentlich sein? Ich war einfach so vor mich hingefahren und hatte mir dabei Gedanken über das Vergessen gemacht. Unglaublich! Beschämt und verwirrt kicherte ich ein bisschen in mich hinein und dachte, dass es schlimmer wohl nicht mehr werden konnte.

Tatsächlich starben jeden Tag aber wohl noch mehr Gehirnzellen ab. Ich vergaß Telefonnummern, stand in Supermarktgängen und überlegte verzweifelt, was ich eigentlich hatte kaufen wollen. Ich wusste mitten im Gespräch nicht mehr, was ich sagen wollte. Und einmal habe ich sogar meine Hunde ein paar Tage lang im Hundesalon gelassen, bis mir aufging, dass sie nicht bloß einen langen Spaziergang machten. So nervig das Ganze auch war, vergaß ich immerhin meinen Ärger darüber genauso schnell wie alles andere.

Die eine Sache ist, seine Gedanken zu vergessen, eine andere, sich in seinen Gedanken zu verlieren. Ob meine Tagträume davon handelten, dass ich mit meinem Baby spielte, das Kinderzimmer dekorierte oder etwas durch meine Vagina pressen musste, was so groß war wie eine Wassermelone, egal, ich konnte stundenlang in meine Gedanken abtauchen. Vielleicht war das eine kolossale Zeitverschwendung, aber ich fand die Tagträume beruhigend.

Genießen Sie Ihre Tagträume, und machen Sie sich nicht so viele Sorgen darüber, dass Sie immer mehr zu einer vergesslichen Idiotin werden … Vielleicht erinnern Sie sich ja gar nicht daran! Wahrscheinlich können Sie auch dieses Kapitel ruhig noch einmal lesen, weil Sie nicht mehr wissen, dass Sie es bereits einmal gelesen haben, Sie Hohlkopf!

Spieglein, Spieglein an der Wand, wer ist die schönste schwangere Frau im ganzen Land? ...
Ganz sicher nicht Sie, meine Liebe!

Gesichtsakne und Hautausschlag

Selbst Frauen, die von Geburt an mit makelloser Haut gesegnet sind, können zu wahren Pickelmonstern werden, wenn sie schwanger sind. Da ich schon immer Probleme mit meiner Haut hatte, war es bei mir natürlich noch schlimmer. Zu meiner genetischen Disposition kam noch erschwerend hinzu, dass ich seit dem Moment, in dem ich meine Schwangerschaft entdeckt hatte, nicht mehr rauchte. Die Kombination aus Nikotinmangel und Hormonschüben sorgte dafür, dass ich aussah wie eine Figur aus einem schlechten Teenager-Horrorfilm.

Da ich damals noch keine Angst vor Spezialisten hatte (siehe Seite 41, um die Erinnerung aufzufrischen), ging ich zu einer Hautärztin, und bat sie verzweifelt um Rat. Selbst sie machte bei meinem Anblick einen Satz rückwärts, und da sie noch nichts von meiner prekären Lage – meiner Schwangerschaft – wusste, bot sie mir eine Riesenauswahl an Medikamenten an, die sich alle toll anhörten. Als ich sie aber über meinen Zustand informierte, lachte sie nur kurz und meinte dann: »Nehmen Sie's nicht so schwer, da müssen Sie durch.« Aber genau das WOLLTE ICH NICHT HÖREN!

Ich möchte Ihnen meine Not ein bisschen detaillierter aufschlüsseln. Mein gesamtes Gesicht war übersät mit kleinen pickeligen Beulen. Es gab nicht das geringste Fleckchen heiler Haut. Doch damit nicht genug, darüber hinaus litt ich noch an einem roten Ausschlag, der sich von den Nasenflügeln aus über die Wangen zog. Ich hatte wirklich Angst, dass die Leute, die mich normalerweise bei der Arbeit immer gut geschminkt sahen, bei meinem Anblick in Ohnmacht fallen würden. Jetzt denken Sie vielleicht: »Mann ist die eitel.« Na und? Ich bin auch nur ein Mensch, und niemand mag es, wenn andere auf ihn zeigen und über ihn lachen. Und genau das haben die Leute tatsächlich gemacht.

Finden Sie Filmkritiker manchmal ziemlich heftig? Mir kommen die einfachen Leute auf der Straße noch viel schlimmer vor. Einige Menschen sind tatsächlich zu mir gekommen und haben gesagt: »Mein Gott, im Fernsehen sehen Sie aber wirklich VIEL besser aus.« Auch wenn das wahr sein mag, so etwas möchte niemand hören! Meine Angst vor der Reaktion der anderen ist dadurch nicht kleiner geworden.

Die berüchtigte Schwangerschaftsmaske, eigentlich Melasma – das habe ich tatsächlich nachgeschlagen –, ist noch so eine von schwangeren Frauen gefürchtete Erscheinung, auch wenn ich glaube, dass Dehnungsstreifen im Falle einer Abstimmung über die meistgefürchteten Hautprobleme gewinnen würden (siehe Seite 143). Mein Ausschlag nannte sich Rosacea. Vielleicht kennen Sie ja den Werbespot für die Medikamente, die Sie dagegen nehmen können. Die verursachen allerdings heftige Blähungen – na großartig!

Ob Sie die Maske oder meinen besonderen Ausschlag bekommen, die Lösung für beide Probleme liegt auf der Hand: Tragen Sie eine Tonne Make-up auf, und machen Sie sich keine Gedanken mehr darüber. Als ob das so einfach wäre! Das Positive daran ist wie immer: Diese Dinge verschwinden definitiv, wenn Ihr kleines Küken geschlüpft ist. Zurzeit habe ich wirklich eine tolle Haut. Wenn Sie mich auf der Straße sehen, können Sie sich also vielleicht über meinen wackelnden Hintern lustig machen, aber nicht über meine Haut.

Ist es ein Vogel? Ist es ein Flugzeug? …
Nein, es ist eine dicke schwangere Frau!

Wasseransammlungen

Wie Sie wohl schon bemerkt haben, wäre es mir am liebsten gewesen, all die unschönen Dinge, die einem während der Schwangerschaft passieren können, zu vermeiden, aber vor der Sache mit dem Wassereinlagern und Anschwellen hatte ich am meisten Angst. Natürlich fällt es den Leuten auf, wenn Ihr Körper überdimensioniert anschwillt. Und je nachdem, welche Körperteile betroffen sind, können Sie das Ganze manchmal nicht einmal mit Kleidung verstecken. Egal, ob Sie mit Ihrem Aussehen und Ihrer Telegenität Ihr Geld verdienen oder nicht, während der Schwangerschaft anzuschwellen ist sicherlich der Albtraum jeder Frau. Und wenn ich so zurückblicke, dann muss ich sagen , dass ich mir aus sehr gutem Grund Sorgen gemacht habe.

Bei jeder Kontrolluntersuchung verriet mir schon der Gesichtsausdruck der Helferin, dass ich mehr Gewicht zugelegt hatte, als ich sollte. Die Erklärung war, dass ich Wasser ansammelte. Zuerst merken Sie nur, dass Ihr Bauch aufgebläht aussieht. Gut, dass Sie es bemerken, denn es ist auch tatsächlich so. Aber dann bereiten Ihnen plötzlich die Ringe an Ihren Fingern Schmerzen. Sie entdecken, dass Ihre Haut um die Ringe herum anschwillt, und deshalb beschließen Sie, sie für eine Weile abzunehmen.

Na gut, geben Sie ihnen einen Abschiedskuss, meine Lieben. Legen Sie sie an einen sicheren Ort, denn Sie werden Ihre Ringe bis nach der Geburt und vielleicht sogar noch später nicht mehr tragen können. Ich konnte meine Ringe nicht mehr anlegen, bis mein Baby zwei Monate alt war. Natürlich ist es nicht gerade besonders schlimm, keinen Schmuck mehr tragen zu können, außer wenn reizende alte Damen und Herren auf Ihren schwangeren Bauch und Ihren nackten Ringfinger starren, zwei und zwei zusammenzählen und Sie sofort für ein absolutes Flittchen halten. Mehr als einmal war ich versucht, ihnen meinen nackten Mittelfinger zu zeigen!

Dann ging es am Hintern los. Noch bevor die Cellulite-Armee einmarschierte, bemerkte ich etwa 10 neue Zentimeter Haut, die an meinem Hintern herabhingen. Das war wie ein hochklappbares Tablett, auf dem man eine komplette Mahlzeit hätte deponieren können. Obwohl ich eindeutig mit dem Desaster konfrontiert war, gelang es mir, mir einzureden, dass es total in war, etwas mehr Hintern zu haben, und dass ich also lediglich ganz klar mit der Mode ging. Wow! Mutter Natur hat anscheinend dafür gesorgt, dass wir Speckis uns problemlos selbst veräppeln können. Ich hatte eine Freundin, die, nachdem sie gute 20 Kilogramm an Bauch und Hintern zugelegt hatte, tatsächlich meinte: »Eigentlich erkennt man noch gar nicht, dass ich schwanger bin, oder?« Nein, Süße, du hast nur einen echt reizenden Hintern!

Die nächsten Körperteile, die anschwollen, waren meine Arme. Plötzlich füllten sie die Ärmel von Sweatshirts, die sonst immer weit gewesen waren, komplett aus. Auch wenn man den Unterschied zwischen Wasser und Fett erkennen kann, da Wassereinlagerungen sich viel härter anfühlen als Fett und Wasser nicht so breiig wird wie Cellulite, war das Ganze kein schöner Anblick. Also verabschiedete ich mich von sämtlichen ärmellosen Tops.

Und dann kamen die Knöchel dran. Vielmehr schwanden sie dahin. Nach einer Weile waren meine Fußgelenke nicht mehr zu erkennen. Meine Knöchel sahen wie riesige formlose Würste aus.

Schnell folgten dann meine Füße, die so stark anschwollen, dass Hautrollen aus meinen Schuhen quollen. Hier ein kleiner Tipp, wenn Sie in diesem Stadium angekommen sind: Am besten sollten Sie Flip-Flops tragen. Falls es Winter ist, können Sie sich ein Paar Turnschuhe besorgen, das eine Nummer größer ist als Ihre normalen Schuhe. Beide Alternativen sind bequem und erregen nicht so viel Aufmerksamkeit wie die aus Schuhen quellenden Füße.

Zu guter Letzt kommt nun das Schrecklichste von allem … der Schwangerschaftskopf! Ähm, ja, Schwangerschaftskopf. Ihr Gesicht und Ihr Kopf nehmen eine vollig neue Form an. Obwohl mir Folgendes nicht passiert ist, kann sich sogar Ihre Nase ausdehnen. Ich bin tatsächlich einmal einer alten Freundin begegnet, deren Gesicht sich in der Schwangerschaft so verändert hatte, dass ich wirklich unsicher war, ob sie es war. Ihre Nase war extrem breit, und ihr Gesicht hatte eine vollkommen andere Form angenommen. Ich weiß noch, dass ich dachte: »Entweder ist das ihre hässliche Schwester, oder ihre Schönheits-OP ist in die Hose gegangen.«

Wenn Sie wirklich so viel Pech haben, auch noch einen Schwangerschaftskopf zu bekommen, dann rate ich Ihnen, bis zur Geburt einfach eine Papiertüte über Ihren Kopf zu ziehen oder im Haus zu bleiben, sodass Sie niemand sehen kann. Und das meine ich jetzt nur halb scherzhaft! Welche Bewältigungsstrategie Sie auch immer wählen, ein Gutes hat die Sache: Wenn Sie sich so fühlen, als würden Sie den Pazifischen Ozean mit sich herumtragen, dann trösten Sie sich mit dem Gedanken, dass der Geburtstermin immer näher rückt, je ähnlicher Sie dem Michelin-Männchen werden.

Das McRib-Problem

Rückenschmerzen

Vielleicht haben Sie ja das Glück, nicht unter Rückenschmerzen zu leiden, das hoffe ich auf jeden Fall für Sie. Bei mir waren die Rückenschmerzen schlimmer als die ganze Geburt. Und hielten selbstverständlich länger an!

So richtig schrecklich wurde das Ganze im sechsten Monat. Ich wachte mitten in der Nacht davon auf, dass ich pulsierende, durchdringende Stiche spürte. Natürlich gab ich zunächst einmal meinem Mann einen heftigen Klaps, damit er aufstand und mir den Rücken massierte, doch um drei Uhr nachts stellte er sich dabei ungefähr so geschickt an wie mein Hund. Absolut keine Hilfe. Ich weiß, dass Rückenschmerzen während der Schwangerschaft meistens auf das Ischiassyndrom zurückzuführen sind und der Schmerz bis in das Bein streuen kann – vom Ischiasnerv aus. Ja, ich habe die Bücher auch gelesen! Mein Rückenschmerz war irgendwie anders, aber egal, Schmerz ist Schmerz.

Nach einer furchtbaren Woche entschied ich, dass mein Problem von unserer viel zu weichen, sich dem Körper anpassenden Matratze herrührte. Die beste Lösung erschien mir daher, eine neue zu kaufen. Also zog ich los und watschelte mit meiner Kreditkarte in der Hand und einem dicken, fetten Würden-Sie-mir-bitte-helfen-Lächeln in einen Matratzenladen. Die Kombination aus einer einsatzbereiten Kreditkarte, einem hausgroßen Bauch und hilfesuchenden Flirtansätzen brennt einem förmlich das Wort »Trottel« auf die Stirn. Wieder etwas gelernt! Ich rollte mich also auf ein paar Matratzen und fand schließlich eine, die in Ordnung zu sein schien. Das Problem war, dass ich meinen Mann kannte und wusste, dass das Wort »Scheidung« quer über diese Matratze geschrieben stand. Wenn ich diese kaufte, würde er mich entweder verlassen oder für einen unbestimmten Zeitraum auf der Couch schlafen. Ich kaufte sie trotzdem, denn ich war verzweifelt.

Als mein Mann an diesem Tag nach Hause kam, sah er die neue Matratze und beschloss, sie sofort zu testen. Er nahm Anlauf, sprang los, und noch bevor ich ihn warnen konnte, befand er sich bereits in der Luft. Zu spät! Wumm! Er landete, als wäre er auf hartem Beton aufgeschlagen. Unwillkürlich musste ich an die *Roadrunner*-Cartoons denken, in denen der Kojote immer mal wieder gegen eine Steinmauer rennt. Mein Mann lag einfach nur da, absolut ruhig, und wirkte, als hätte er nun genauso große Schmerzen wie ich, als ich loszog, um die Matratze zu kaufen. Dummerweise musste ich kichern, was die Situation nicht gerade entspannte.

In einer der folgenden Nächte wachte ich wieder um drei Uhr morgens mit fürchterlichen Schmerzen auf. Ich jaulte wie ein Hund, der sich die Schnauze verbrannt hat. Ich weinte, schüttelte meinen Mann und konnte kaum atmen. Zum Glück half er mir mit Wärmekissen und sehr viel Liebe – nicht das, was Sie jetzt denken – durch die Nacht.

Am nächsten Morgen gingen wir sofort zum Chiropraktiker. Ich weiß, ich weiß, Sie denken, dass ich doch eigentlich genug hatte von Besuchen bei Spezialisten, aber dieser Typ erwies sich wirklich als mein Retter. Er diagnostizierte, dass meine Schmerzen an einer falschen Haltung lagen. Das leuchtete mir ein, denn um meine Schwangerschaft so lange wie möglich geheim zu halten, hatte ich immer einen Buckel gemacht, um meinen wachsenden Bauch zu verbergen. Meine Haltung konnte ich problemlos korrigieren.

Die nächste Diagnose war eine Überraschung. Denn mir waren zwei Rippen herausgesprungen. ZWEI RIPPEN! Herausgesprungen?! Mir war bewusst, dass sich meine Hüften weiten mussten, um Platz für das Baby zu schaffen, aber ich hatte keine Ahnung, dass auch meine Rippen in Bewegung sein konnten. Aber gut, da sich meine Rippen eben bewegten, sprangen einige offenbar heraus, und das war schmerzhaft. Das machte Sinn. Da ich grundsätzlich eher optimistisch gestimmt bin, dachte ich, dass die Geburt für mich sicherlich ein Kinderspiel werden würde, weil ich ja während meiner Schwangerschaft schon so viel gelitten hatte. Tja, falsch gedacht, wie Sie noch sehen werden.

Der Doktor renkte meine Rippen also wieder ein. Hört sich zwar schmerzhaft an, war aber nicht ganz so schlimm. Und sobald die Rippen wieder drin waren, ging es mir besser. Unglücklicherweise musste ich den Chiropraktiker in diesem Monat täglich aufsuchen, weil diese verfluchten Rippen immer wieder heraussprangen. Einmal klingelte ich ihn sogar um zwei Uhr nachts aus seinem Bett, damit er mir half.

Mein Mann musste den Chiropraktiker nun wegen unserer neuen Matratze ebenfalls aufsuchen. Der arme Kerl stöhnte die ganze Nacht. Irgendwie gefiel mir das sogar, ganz schön egoistisch, ich weiß. Aber warum sollte ich die Einzige sein, die ständig Schmerzen hatte? Vielleicht wäre es auch gut, wenn Ehemänner genauso an Gewicht zulegen wie ihre schwangeren Frauen, quasi ein Sympathiegewicht?

Ich kann Ihnen nur raten, sich bei Rückenschmerzen Hilfe zu holen. Und damit meine ich nicht die Hilfe eines Matratzenverkäufers, sondern die eines Arztes. Konsultieren Sie einen Arzt, dafür ist er oder sie schließlich da. Auch Massagen sind zum Beispiel nicht nur eine nette Streicheleinheit für die Seele, sondern sie sorgen wirklich dafür, dass einige der Verspannungen verschwinden. Gönnen Sie sich welche, eine Massage ist immerhin viel billiger als eine neue Matratze!

Kopfschmerzen

Kopfschmerzen … na klar

Natürlich sind nicht alle Kopfschmerzen gleich, und natürlich hatte ich auch vor der Schwangerschaft schon Kopfschmerzen gehabt, aber was da auf mich zukommen sollte, hatte ich nicht erwartet. Es fühlte sich an, als ob ein Kobold mit einem Presslufthammer in meinen Kopf eingezogen wäre.

Alles begann so in der zehnten Schwangerschaftswoche. Ich saß gerade auf der Couch und schaute fern, plötzlich Ka-wumm! Schreiend umklammerte ich meinen Kopf, und mein Mann dachte erschrocken, dass mir ein Gefäß im Gehirn geplatzt sei. Ich war überzeugt, dass ich höchstens noch zwei Minuten zu leben hatte. Und wenn ich nicht schwanger gewesen wäre, hätte ich mir vorher noch den Kopf abgehackt. Wahrscheinlich denken Sie jetzt: »Na, man kann's auch übertreiben. Da muss man sich halt ein bisschen zusammenreißen.« Aber die Schmerzen waren wirklich ENTSETZLICH, ehrlich! Das Einzige, was half, waren ein leichtes Schmerzmittel und ein Heizkissen für meinen Nacken. Das linderte ganze 2 Prozent des Schmerzes. Blieben mir immer noch 98 Prozent! Und das ging etwa zwei Monate so.

Da mir geraten wurde, meine Ration an Schwangerschaftsvitaminen zu verdoppeln, tat ich das natürlich, und das half auch einige Zeit, bis ich wieder komplett verstopft war. Auf jeden Fall sind diese Kopfschmerzen in der Schwangerschaft wohl normal, drehen Sie deshalb nicht gleich durch wie ich und halten sich für todgeweiht. Unsere Hormone rasten einfach wieder einmal aus und sorgen dafür, dass das Gehirn pocht. Halten Sie durch, meine Gute, denn das Beste kommt erst noch!

Das kann nicht mein Hintern sein!

Cellulite vermehrt sich

Bevor ich schwanger wurde, war ich überzeugt davon, dass ich gesund essen und gewissenhaft trainieren würde und so die ganze Zeit eine süße schwangere Frau bleiben würde. Ich wollte wie Madonna aussehen, als sie schwanger war. Wunschdenken! Ich machte tatsächlich regelmäßig Sport: In meiner besten Phase bestand mein Programm aus einer Stunde Kardiotraining pro Tag und zweimal die Woche Krafttraining. Leider muss ich Ihnen verraten, dass selbst das NICHT dazu beigetragen hat, die Cellulite von meinem Hintern fernzuhalten.

Um ehrlich zu sein, haben die meisten Frauen schon vor der Schwangerschaft etwas Cellulite. Und auch ich hatte aus meiner Zeit der größeren Gewichtsschwankungen meinen Teil abbekommen. Aber die Schwangerschaftscellulite verleiht den Dingen eine völlig neue Dimension. Es ist einfach unglaublich. Mir fiel mein Problem zum ersten Mal bei meinem morgendlichen Gang zur Toilette auf. Auf dem Weg dorthin kam ich an meinem Schlafzimmerspiegel vorbei. Genau wie im Film schaute ich nach einem ersten beiläufigen Blick schnell ein zweites Mal hin und bewegte meinen Hintern rückwärts, um mich genauer im Spiegel zu betrachten. Das konnte doch nicht sein, das war nicht mein Hintern! Er war wirklich dreimal so groß wie in seinem Normalzustand und voller Knoten und Beulen. Da war kein bisschen glatte Haut mehr dazwischen! Und dafür watschelte ich jeden Tag ins Fitnessstudio?!

Mein Mann bemerkte an diesem Tag offenbar ebenfalls die Veränderung, denn er summte ständig den Song »Baby Got Back« von Sir Mix-A-Lot vor sich hin. Schon bald war ich besessen von dem Gedanken an meine Kehrseite. War ich zu Fuß unterwegs, starrte ich in jedem Schaufenster auf das Spiegelbild meines Hinterns. Wenn ich zu Boden blickte, bemerkte ich, dass sogar der Hintern meines Schattens dünner aussah als meiner. Vollkommen entmutigt gab ich mein Sportprogramm ziemlich schnell auf. Aufgrund der Tatsache, dass mein Baby mir die Lungen zerquetschte, konnte ich sowieso nicht mehr richtig gut atmen. Mir war klar, dass ich nichts dagegen tun konnte und meinen neuen Hintern einfach akzeptieren musste.

Na ja, ich habe es versucht. Ich habe es wirklich versucht. Aber es hat letztlich nicht geklappt. Irgendwann habe ich beschlossen, mich vor dem Spiegel nicht mehr umzudrehen, um mir meinen Hintern anzuschauen. Das machte die Dinge ein wenig einfacher. Ich wusste zwar, dass das Problem noch da war, aber zumindest musste ich nicht mehr jeden Tag Zeuge neuer Beulen werden – quasi die Aus-den-Augen-aus-dem-Sinn-Politik.

Wenn ich mich selbst gar nicht mehr ausstehen konnte, was leider ziemlich oft der Fall war, starrte ich auf meinen schwangeren Bauch, drückte und schaukelte ihn, um mich daran zu erinnern, dass es einen guten Grund für die ganzen Veränderungen und den ganzen Herzschmerz gab. Das machte es mir doch ein bisschen leichter, mit diesen schweren Momenten umzugehen. Nicht leicht. Aber leichter.

Nein, noch nicht! Ich bin noch nicht so weit!

Vorzeitige Wehen

Glauben Sie, dass vorzeitige Wehen eher selten sind oder dass Ihnen so etwas sicher nicht passieren wird? Ich kann nur sagen: Sie sind nicht selten, und es kann Ihnen durchaus passieren, meine Beste. Überspringen Sie daher dieses Kapitel nicht, und ignorieren Sie die Warnhinweise nicht.

Während meiner 25. Schwangerschaftswoche beschloss ich, mir einen Schönheitstag zu gönnen, so einen richtigen Verwöhntag. Zuerst ging ich daher zu meinem Friseur, um mir die Haare machen zu lassen. Während ich dort war, bekam ich plötzlich Krämpfe, die mich aber nicht weiter beunruhigten, weil ich dachte, dass meine alte Gebärmutter bloß wieder ein bisschen wachsen würde. Als er mit dem Föhn zugange war, fing ich an, stark zu schwitzen. Da er mein glühendes Gesicht sah, fragte er mich, ob alles in Ordnung sei. Ich war mir da selbst nicht ganz sicher, deshalb rief ich meinen Mann an, der mir als absoluter Laie beruhigend versicherte, dass nur meine Gebärmutter wachsen würde – da waren wir uns mal einig! Also versuchte ich, meine Krämpfe zu ignorieren, gab meinem Friseur ein Trinkgeld und fuhr weiter zur Maniküre.

Während meine Nägel poliert wurden, ging es mir immer schlechter. Die Krämpfe wurden stärker und schienen mit einer gewissen Regelmäßigkeit wiederzukehren – etwa alle fünf Minuten. Irgendetwas sagte mir, dass das keine von diesen Braxton-Hicks-Kontraktionen waren, vor denen mich jeder schon gewarnt hatte und die sich zwar eigenartig anfühlen, aber nicht wirklich wehtun. Ich fragte die Vietnamesin, die mit meiner Maniküre beschäftigt war und vor Kurzem selbst ein Baby bekommen hatte, wie sich Wehen anfühlten. Da sie nur schlecht Englisch sprach, wiederholte sie bloß ständig: »Beine schmerzen sehr schlimm, Beine schmerzen sehr schlimm.« Das war keine besonders große Hilfe für mich, ich versuchte daher, sie zum Schweigen zu bringen, und verschwand dann ziemlich schnell. Auf halbem Weg nach Hause war ich kaum mehr in der Lage, Auto zu fahren. Ich nahm eine Hand vom Lenkrad, rief meinen Mann an und meinte, er solle nach Hause kommen, da ich sicher war, dass etwas ernsthaft nicht in Ordnung war.

Natürlich denken Sie jetzt: »Warum ist sie denn nicht einfach ins Krankenhaus gefahren, wenn sie sich ernsthaft Sorgen gemacht hat?« Der Grund ist, dass sich diese Krämpfe genau wie Menstruationsbeschwerden anfühlten. Da ich aber schon oft schlimmere Menstruationskrämpfe gehabt hatte, redete ich mir ein, dass es mir gut ging. Schließlich schreien und brüllen Frauen, die in den Wehen liegen, und das tat ich ja nicht. Als ich endlich zu Hause war, fing ich jedoch an zu hecheln, so wie die schwangeren Frauen es immer in Filmen machen, und kriegte wirklich Panik. Mit letzter Kraft rief ich meine Ärztin an, die mir riet, ein Glas Wein zu trinken und die Füße hochzulegen. Was war das denn für ein bescheuerter Ratschlag? Bis heute ist mir der medizinische Hintergrund dafür nicht bekannt!

Sobald ich aufgelegt hatte, bat ich meinen Mann, mich ins Krankenhaus zu bringen. In die Notaufnahme gebracht zu werden, wenn man erst in der 25. Schwangerschaftswoche ist, ist genauso, wie mit einer blutenden Schusswunde eingeliefert zu werden. Das ist Stoff für ein TV-Drama. Die Leute wirbeln um Sie herum und bringen Sie schnell irgendwohin, damit Ihnen geholfen werden kann. Sie tun einfach alles, um eine Frühgeburt zu verhindern, und dafür bin ich ihnen echt dankbar.

Sobald ich im Behandlungsraum war, bekam ich einen Riemen um den Leib geschnallt, um die Herztöne des Babys abzuhören und meine Kontraktionen zu überwachen. Anscheinend waren es also wirklich Wehen. Mir rutschte das Herz in die Hose, während mir die Bilder von kranken Frühchen in den Sinn schossen, die ich in diesen grässlichen, mich zu Tränen rührenden Fernsehsendungen gesehen hatte. Auch wenn ich mich nicht mehr so genau an alles erinnern kann, weiß ich noch, dass ich jedem, der in der Nähe war, versicherte, er dürfe gerne meine Vagina zunähen, wenn nur das Baby drinbliebe. Ich weiß, wichtig ist der Muttermund, aber ich habe halt von Vagina gesprochen.

Wie sich herausstellen sollte, war es nicht nötig, mich zuzunähen. Der Muttermund war noch nicht offen, und auch die Fruchtblase war nicht geplatzt, darum standen die Chancen gut, dass meine Wehen gestoppt werden konnten. Nachdem ich irgendeine Spritze bekommen hatte, fühlte ich mich wie bei einem Anfall: Mein Kopf wackelte unkontrollierbar herum, und meine Hände zitterten. Der Gesichtsausdruck meines Mannes verriet mir, dass er kurz davor war, aus Angst auszuflippen. Ich machte mir eigentlich kaum Sorgen, denn ich wusste, dass ich in guten Händen war und dieses Zeug, das Anfälle auslöste, meinem Baby half. Als die Kontraktionen nach etwa vier Stunden endlich vorbei waren, wurde ich entlassen.

Auf der Fahrt nach Hause beschloss ich, die verbleibenden 15 Wochen etwas kürzer zu treten. Ich verordnete mir sozusagen selbst Bettruhe. Lieber war ich auf der sicheren Seite, als vielleicht später etwas bereuen zu müssen. Meinem kleinen Küken durfte auf keinen Fall etwas passieren.

Und die Moral von der Geschicht: Hören Sie auf Ihren Körper und auf niemand anderen, nicht auf eine Frau, die Ihre Maniküre macht, und auch nicht unbedingt auf Ihre Ärztin. Wenn ich auf sie gehört hätte, dann wäre ich eine betrunkene schwangere Frau gewesen, die ihr Kind zu Hause auf ihrer brandneuen, teuren, steinharten Matratze zur Welt bringen musste.

Peinlichkeiten im Kreißsaal

Die dunkle Seite der Geburt

NIEMAND REDET JEMALS DARÜBER! Oder soll ich besser sagen: Davon hat mir niemand etwas erzählt. Ich finde es aber wichtig, dass Sie das wissen: Es kann Ihnen möglicherweise passieren, dass Sie auf das Entbindungsbett im Kreißsaal machen. Groß. Vor allen Ärzten und Schwestern, die sich für das wunderbare Ereignis versammelt haben. Was für eine Sch… Manche Dinge sind echt schwer zu ertragen!

Als meine Mutter ganz beiläufig zu mir sagte: »Ich hoffe, du machst nicht auf das Bett, Schatz«, war ich zunächst total überrascht. »Was meinst du denn damit, Mama?«, fragte ich. Also begann sie zu erklären: Beim Pressen während der Geburt drückt man, als ob man ein größeres Geschäft erledigen müsste. Und dabei kann es dann passieren, dass tatsächlich etwas herauskommt. Ich hatte Rückenschmerzen durchgestanden, herausgesprungene Rippen überlebt, einen hässlichen roten Ausschlag im Gesicht gelassen hingenommen und vieles mehr, aber das war einfach zu viel.

Fortan fragte ich jede Frau, die jemals eine Geburt hinter sich gebracht hatte, ob sie auf das Bett im Kreißsaal gemacht hatte, und zu meinem großen Entsetzen musste ich feststellen, dass genau das beinahe jeder der befragten Frauen passiert war. Der Gedanke machte mich wahnsinnig. Meine Freundinnen fanden es lächerlich, dass ich mir deshalb so große Sorgen machte, schließlich war ich sonst ja nicht gerade besonders zimperlich, wenn es in Gesprächen um solche Themen ging. »Sonst« ist in diesem Fall das entscheidende Wort, Leute!

Als ich um weitere Informationen bat, versicherte mir meine Mutter nur immer wieder, dass es keine große Sache sei, da das Ganze schnell weggewischt werden würde. Was für ein Job! Wissen Krankenschwestern eigentlich, dass auch das zu ihren Aufgaben gehört, wenn sie sich für den Bereich Schwangerschaft und Geburt entscheiden? Sie meinte noch, ich solle mir darüber nicht so viele Gedanken machen. Sie habe vier Mädchen geboren und dabei jedes Mal auf das Bett gemacht … Das hatte sie mir noch nie erzählt! Da sie aber gerade dabei war, offenbarte sie mir noch ein paar hübsche Details über die genaue Beschaffenheit ihrer Ausscheidungen. Angewidert brüllte ich: »MAMA, DAS IST UNMÖGLICH! Hör auf, mir Angst zu machen.«

Wie mit allen anderen Sorgen auch ging ich mit diesem Problem zu meiner Gynäkologin und teilte ihr meine Befürchtungen mit. Sie lächelte schwach und meinte, dass sie meine Ängste durchaus verstehen könne, diese Dinge aber nun einmal passieren würden. Auch sie hatte das schon erlebt. Sie riet mir daher, mir selbst einen Einlauf zu verpassen, wenn meine Fruchtblase zu dem Zeitpunkt, an dem ich ins Krankenhaus ginge, noch nicht geplatzt wäre. Sie sagte auch, dass der Körper das Problem manchmal umgehe und sich bereits zuvor leere, wenn die Wehen begännen. So wie ein sich selbst reinigender Backofen – der Vergleich stammt von mir, nicht von meiner Ärztin. Sie fuhr fort, dass es ein Warnzeichen für bevorstehende Wehen sein könne, wenn die Gedärme aktiver würden.

Also hoffte ich, dass sich meine Eingeweide alarmbereit und kooperativ verhalten würden, legte aber für alle Fälle einen einsatzbereiten Einlauf im Bad bereit. Wollen Sie wissen, ob ich den schließlich auch brauchte oder ob ich auf das Entbindungsbett gemacht habe? Dann lesen Sie einfach weiter. Glauben Sie mir, so oder so, es kommt noch einiges Unangenehme.

Die blauen Hautwülste

Ihre angeschwollene Vagina

Der Begriff »blaue Hautwülste« bezeichnet nicht Ihre Vagina nach der Geburt. Dann heißt sie »ausgeleierte Vagina«. Dieses Kapitel handelt von der Entwicklung Ihrer Vagina, wenn sie sich auf das Ausleiern vorbereitet. Auch wenn ich das Thema wirklich faszinierend finde, verspreche ich Ihnen, dass ich mich nicht in langen Monologen über die Vagina ergehen werde. Manche Leute sprechen von der Vagina, als hätte sie Gefühle und bräuchte Fürsorge!

Jahrelang habe ich mir die Bikinizone mit Wachs vollständig enthaaren lassen. Jedes noch in der dunkelsten Ecke lauernde Haar wurde sorgfältig entfernt. Ich finde, dass ich mich da unten ganz gut um mich gekümmert habe. Doch eines Tages hatte ich wegen meines wachsenden Bauches keinen Einblick mehr in diese Region. Daher beschloss ich, eine wohlverdiente Wachspause einzulegen. Warum sollte ich mich auch darum bemühen, dort unten möglichst hübsch auszusehen, wenn ich doch keinen Sex mit meinem Mann hatte? Aus Tagen wurden Wochen, und aus Wochen Monate, und mit der Zeit verwandelte sich mein Geschlechtsteil in einen undurchdringbaren Dschungel. Doch auch das machte mir nichts aus, schließlich musste ich es ja nicht sehen.

Was mir ABER durchaus etwas ausmachte, war das Gefühl, das sich eines Tages einstellte, dass da unten alles angeschwollen war. Neugierig wie ich nun einmal bin, beschloss ich, einen Blick auf die Region zu werfen. Da ich ohne Hilfsmittel absolut nichts sehen konnte, nahm ich einen Spiegel und schaute nach. Der absolute Horror! Wenn ich nicht auf einem Hocker gesessen hätte, wäre ich wahrscheinlich vor Schock umgekippt. Was um alles in der Welt war da los? Meine Schamlippen – diese wulstigen Dinger – sahen aus wie zwei fette blaue Hautrollen, die sich unter einen dichten Teppich kuschelten.

Warum hatte mich niemand davor gewarnt? Meine Nachforschungen ergaben, dass diese Verwandlung durchaus nicht unnormal war. Da die Vagina während der Schwangerschaft stärker durchblutet wird, kann es manchmal zu Schwellungen und einer bläulichen oder lilaähnlichen Färbung kommen. Nicht jede hat das Glück, das erleben zu dürfen. Schauen Sie ruhig einmal bei sich nach, und hören Sie sich um, wenn Sie sich trauen. Ich wette einen Haufen Geld darauf, dass eine Menge Frauen so eine Erfahrung gemacht hat und den Anblick am besten mit blauen Hautwülsten beschreiben würde. Ob jemand Ihnen davon erzählen möchte, ist natürlich eine ganz andere Geschichte.

Stirb, Model-Schlampe, stirb!

Hass auf schlanke Menschen

Während Ihrer Schwangerschaft werden Sie anfangen, schlanke Menschen zu hassen, vor allem attraktive schlanke Menschen oder, genauer gesagt, attraktive schlanke Prominente, die mit ihren attraktiven Körpern im Fernsehen angeben. Ich gebe es zu, ich war unglaublich eifersüchtig auf diese Tussis, wenn ich, mittlerweile gute 91 Kilogramm schwer, zusammen mit meinem Mann fernsah. Wenn sie auf der Mattscheibe erschienen, warf ich ihm verstohlen einen Blick zu, um seine Reaktion zu kontrollieren. Und es war genau, wie ich befürchtet hatte: Der Sabber rann ihm aus den Mundwinkeln. Irgendjemand sollte diesen dummen Unterwäschemodels einmal befehlen, ein kleines bisschen von dem zu probieren, was sich Essen nennt. Miau! Ich wiederhole es jetzt noch einmal: Wenn Männer wüssten, wie hart eine Schwangerschaft für uns ist, würden sie sich die gesamten neun Monate vor uns verbeugen.

Zu Ihrer Unterhaltung nun ein wirklich erwähnenswertes Ereignis – na ja, zumindest habe ich ein Ereignis daraus gemacht. Mein Mann und ich schauten eines Abends fern, eine echt anspruchsvolle Sendung: irgend so eine Show, in der Models gegeneinander antraten und eine dann Geld gewann. Da ich absolut nicht in der Stimmung für solche festen, glatten Körper war, versuchte ich, den Sender zu wechseln. In dem Moment, in dem meine Hand die Fernbedienung berührte, wurde ich allerdings aufgehalten. Denn mein Mann war wild entschlossen, die Show weiter anzuschauen. Also blieb mir nichts anderes übrig, als das zu tun, was jede echte Frau in dieser Situation tun würde: Ich machte mich so richtig lustig über die ganzen Mädels. Mein Mann aber benahm sich wie jeder typische Mann und starrte sie an, als seien es die ersten Frauen, die er in seinem Leben sah.

Kurz vor einer Werbepause kam eine Vorschau auf das weitere Geschehen: Die Models mussten sich ausziehen, wurden nass gespritzt und enthüllten dabei knappe Badebekleidung. Langsam wurde ich wirklich sauer. Also sagte ich zu meinem Mann, dass ich das nicht aushalten könne. Er aber meinte, ich solle nicht so kindisch sein und lieber daran denken, dass ich selbst doch auch einmal so ein Model gewesen sei. Wenn ich gewusst hätte, was der Anblick eines solchen Models bei einer schwangeren Frau auslöst, dann hätte ich uns allen einen Gefallen getan und wäre das fetteste und haarigste Model aller Zeiten gewesen.

Die Show lief weiter, und da waren sie wieder und zogen sich bis auf ihre knappen Bikinis aus. Ich flehte meinen Mann an, sofort umzuschalten, aber er blieb stur. Also flehte ich noch mehr und winselte, dass ich mir unmöglich im Bewusstsein meiner kniegroßen Knöchel schöne, schlanke Frauen angucken könne. Er wollte meine Not einfach nicht verstehen, und ich hatte keine Energie für Psychotussi, also griff ich zu dem letzten Mittel, von dem ich auch wusste, dass es funktionieren würde: Ich begann zu weinen. Und es funktionierte. Wir schalteten sofort auf den Kinderkanal um.

Eine andere effektive Strategie, die ziemlich befriedigend ist, ist folgende: Blättern Sie in einem Magazin, während Ihr Mann sich abends auszieht, und rufen Sie dann: »Mensch, dieser George Clooney hat echt einen tollen Hintern!« Sie werden sehen, dass ihm das auch nicht gefällt.

OOOOH! Ich glaube, das Baby hat sich bewegt …
Vielleicht ist es aber auch nur eine Blähung!

Das Baby tritt

Auf diesen Moment hatte ich die ganze Zeit gewartet! Nachdem ich die Qualen des ersten Schwangerschaftsdrittels durchlitten hatte, wartete ich gespannt darauf, mit einem kleinen Tritt dafür belohnt zu werden. Zuerst fühlt sich das Ganze eher an wie das Flattern eines Schmetterlings, und wenn Sie nicht besonders darauf achten, glauben Sie vielleicht, dass es nur eine Blähung ist. Der Unterschied: Blähungen sind fies, Tritte sind wundervoll.

Ich fühlte die erste Bewegung meines Babys so um die 16. Woche. Ich saß auf dem Sofa und sah wieder einmal fern, als ich dieses kleine Flattern spürte. Ich wusste sofort, dass das mein Baby war, und war überglücklich. Natürlich kennt jeder zu diesem Zeitpunkt schon die Ultraschallbilder, aber das ist nicht vergleichbar mit dem ersten Flattern im Bauch. An diesem Punkt fühlen Sie sich noch inniger mit Ihrem Baby verbunden und wollen ab sofort nur noch gesundes Gemüse essen. Ihr kostbarstes Gut wird in diesem Moment noch wertvoller.

Für meinen Mann war es anfangs schwer, das zu verstehen, denn von außen konnte er noch nichts spüren. Aber sobald auch er die Bewegungen mitbekam, war er restlos begeistert. Als das Baby größer und die Tritte kräftiger wurden, legte ich seine Hand auf meinen Bauch und beobachtete dabei, wie er zu strahlen begann. Ich bin mir absolut sicher, dass ihn dieses Gefühl für all die Dramen entschädigt hat, die er mit mir in jenen ersten Monaten hatte durchmachen müssen.

Rückblickend waren dies einige der schönsten Momente, als ich allein auf meiner Couch saß – ja, ja schon wieder die Couch – und mein Baby spürte. Ich legte dann meine Hand auf meinen Bauch und sang ihm kleine Liedchen vor. Das waren Augenblicke, die nur uns gehörten, und ich liebte jede Minute davon. Natürlich machte es mich wahnsinnig, wenn er Schluckauf hatte. Ich finde es schon furchtbar, wenn man selbst Schluckauf hat, aber wenn man den Schluckauf eines anderen in sich fühlt – der Bauch zuckt jedes Mal ein bisschen –, ist es einfach seltsam.

Ich fing erst an, auch das zu genießen, als mich eine Freundin davon überzeugte, dass man auch einem Baby-Schluckauf etwas Positives abgewinnen konnte. Denn sie redete mir ein, dass der Schluckauf eine Ausdrucksform des Babys sei, die besagen sollte, dass es sich in seinem kleinen Zuhause richtig wohlfühlte. Der Schluckauf war also ein Zeichen für »Alles in Ordnung, Mama!«. Überflüssig zu erwähnen, dass ich seinen kleinen Schluckauf von da an LIEBTE.

Genießen Sie es, solange Sie können, denn der Schluckauf und die Tritte werden sich in – weniger liebenswertes – Geschrei verwandeln, ehe Sie sich's versehen!

Organisationsfreak

Ihr Mutterinstinkt

Wie Tiere verspüren auch schwangere Menschenweibchen irgendwann den unkontrollierbaren Drang, ihr kleines Nest in Ordnung zu bringen. Natürlich hatte ich darüber gelesen, mich allerdings gefragt, wann denn wohl meine Zeit kommen würde, wann mein Instinkt losbrechen würde. Immerhin war ich schon im achten Monat und schaute immer noch gelassen auf überfüllte, chaotische Wandschränke.

Dann kam der neunte Schwangerschaftsmonat, und plötzlich hieß es: Attacke, der Putzteufel übernimmt die Macht! Ohne jegliche Vorwarnung überfielen mich Energieausbrüche, die mich das Haus auf der Suche nach etwas, was ich säubern und aufräumen konnte, durchstreifen ließen wie ein Tier seinen Käfig. Nachdem ich die überfüllten Wandschränke und Kommoden innerhalb von 24 Stunden picobello aufgeräumt hatte, durchstöberte ich das Haus nach noch mehr Arbeit.

Dann fiel mir ein, dass ich unbedingt einen Stammbaum für mein Baby anlegen musste. Das ist eine wirklich wichtige Sache, oder? Ich besorgte mir also Bilder von der Familie meines Mannes, kombinierte sie mit denen von meiner Familie, fügte Babyfotos von uns beiden hinzu und erstellte so ein ganzes Album mit unserer genetischen Geschichte. Unser Sohn würde sich wahrscheinlich erst in vielen Jahren dafür interessieren, aber ich musste es dennoch sofort tun. Es gab kein Halten.

Nachdem diese Aufgabe vollendet war, fand ich es an der Zeit, einige Möbel zu verrücken. Versuchen Sie, sich das Ganze bitte bildlich vorzustellen: Mein dicker schwangerer Körper, der in einem unförmigen Kaftan steckt, versucht, ein 2 Meter hohes Bücherregal durch den Raum zu schieben. Mein Mann schrie entsetzt auf, als er mich dabei ertappte. Aber das konnte mich nicht aufhalten.

Mindestens sieben Mal räumte ich das Kinderzimmer um. Als ich meinem Mann versprechen musste, dass ich in dem Haus nichts mehr anrühren würde, ging ich in den Garten und fing an, riesige Topfpflanzen hin und her zu schieben. Mein Tatendrang fand erst ein Ende, als ich einige Wochen später für die Geburt ins Krankenhaus musste.

Natürlich kann ich Ihnen nur dringend davon abraten, riesige Möbel umzustellen. Aber nutzen Sie die weniger gefährlichen Ausprägungen Ihres Mutterinstinkts … So bald werden Sie es nämlich nicht mehr schaffen, Ihre überquellende Kommode aufzuräumen.

Atmen für Blöde

Die Lamaze-Methode

Die Lamaze-Atem- und Entspannungsübungen … kann man machen oder auch nicht. Ich muss gestehen: Ich habe sie nicht gemacht, und ich habe wegen meiner Entscheidung trotzdem kein schlechtes Gewissen. All die Frauen, die auf diese Methode schwören – und davon gibt es einige –, sollten dieses Kapitel einfach überspringen.

Zu meiner Verteidigung sei gesagt: Ich habe es versucht, ich habe versucht, den Dreh rauszubekommen, aber die Lamaze-Methode war einfach nichts für mich. Natürlich musste ich das alles ausprobieren, da mir jeder versicherte, dass ich ohne die berühmten Lamaze-Atem- und Entspannungstechniken die Wehen nicht überstehen würde. Und wer will das schon riskieren? Also suchte ich einen Kurs.

Eigentlich hätte ich von Anfang an wissen müssen, dass das nichts für mich ist. Der Albtraum begann schon, als es darum ging, einen Platz in einem Kurs zu bekommen. Alle Kurse waren ausgebucht und außerdem teuer. Ich wusste, dass auch private Lamaze-Kurse angeboten wurden, die in der Wohlfühlatmosphäre des eigenen Zuhauses stattfanden, aber ich fürchtete, dass so ein Einzelkurs mich zwingen würde, dem Ganzen wirklich aufmerksam zu folgen. Daran können Sie schon erkennen, dass mein Herz nicht wirklich daran hing.

Schließlich fand ich einen Kurs, der im Kellergeschoss einer Kirche abgehalten wurde. Also gingen wir, mein Mann und ich, zu unserer ersten Lamaze-Stunde. Das Erste, was ich dort tat – und das werden Sie auch tun, täuschen Sie sich da nicht –, war, die anderen Schwangeren zu taxieren und zu zählen, wie viele von ihnen einen noch dickeren Hintern hatten als ich. Diese Aufstellung gab ich dann an meinen Mann weiter, damit er stolz darauf war, neben einem dicken, aber immerhin nicht dem dicksten Hintern sitzen zu dürfen.

Die Kursleiterin, eine Frau mit einem formlosen Rock in Naturfarben und tief hängenden BH-losen, Brüsten erklärte dann, dass wir zunächst einen Film von einer Geburt sehen würden, um uns so richtig Angst zu machen.

Bevor ich weitererzähle, muss ich eine Sache klären: Gibt es eigentlich irgendeinen Grund dafür, dass diese ganzen Geburtsfilme eine gebärende Frau mit einem an einen Urwald erinnernden Unterleib zeigen? Also bitte! Könnte man den nicht durch eine gut getrimmte Rasenfläche ersetzen? Schon gut, wie Sie ja bereits wissen, habe auch ich mich irgendwann mit diesem Dschungellook angefreundet.

Wie dem auch sei, der Geburtsfilm war nicht besonders schockierend oder aufklärend. Mein Mann und ich stimmten auf jeden Fall darin überein, dass wir bei den Schwangerschaftsshows im Fernsehen wesentlich mehr gelernt hatten. Einige andere Paare sahen allerdings aus, als sei ihnen ein bisschen übel, aber vielleicht war ihnen einfach nur langweilig oder sie hatten Hunger.

Im Laufe des Films erfuhren wir etwas über Kontraktionen – was das ist, wann man weiß, dass es echte Wehen sind, und so weiter. Ich glaube, an dem Punkt schliefen mein Mann und ich aneinander gelehnt ein. Erst in der Pause wachten wir wieder auf.

Ein Blick genügte, und wir wussten beide, dass es Zeit war zu fliehen. Also schlichen wir uns durch die Hintertür raus und kicherten dabei albern, weil wir uns wie zwei Kinder fühlten, die Schule schwänzen.

Nachdem ich jetzt die Wehen erlebt habe, weiß ich, dass Lamaze-Atemtechniken bei einer Periduralanästhesie keinen Sinn machen. Wenn die PDA richtig eingestellt ist, haben Sie keine Schmerzen. Mit Sicherheit aber nicht genug Schmerzen, um bei jeder Kontraktion »schiiiisch, schiiiisch, schuuuu« zu machen.

Natürlich weiß ich, dass viele Frauen Angst vor dem Unbekannten haben, und ein Geburtsvorbereitungskurs kann vielleicht dazu beitragen, die Nerven zu beruhigen. Meines Erachtens wäre es aber sinnvoll, einen Vorbereitungskurs zu finden, in dem Ihnen etwas darüber beigebracht wird, wie Sie sich am besten um Ihr Neugeborenes kümmern, und nicht weitere endlose Ratschläge erteilt werden, wie Sie sich um Ihre Vagina kümmern sollen. Wenn Sie in diesem Buch bis jetzt etwas gelernt haben, dann ist es hoffentlich das, dass Sie, was die Vagina betrifft, der Natur einfach freien Lauf lassen müssen.

Was zum Teufel ist das?

Dehnungsstreifen

Obwohl es in einer Schwangerschaft wirklich viel Beunruhigendes gibt, sind Dehnungsstreifen meiner Ansicht nach das, was vielen Frauen am meisten Angst macht. Immerhin bleiben sie auch nach der Geburt, sie gleichen sich zwar der Hautfarbe an, sind aber immer noch da. Ist das nicht entsetzlich?

Den Frauen, die keine Dehnungsstreifen bekommen, muss ich wirklich gratulieren – nein, streichen Sie das, in Wirklichkeit hasse ich sie.

Dehnungsstreifen sehen so aus, als ob eine Katze auf Ihren Körper gekrabbelt wäre, ihre Krallen in Ihre Haut gebohrt hätte und dann langsam 2,5 Zentimeter oder mehr hinuntergekratzt hätte, nicht ohne dabei eine rötliche oder violette, absichtlich nicht gerade Linie zu hinterlassen. Diese Streifen können sich, wenn Sie zunehmen, überall an Ihrem Körper bilden – ob schwanger oder nicht. Bei den meisten Schwangeren entstehen sie am größer werdenden Bauch.

Das erste Mal bin ich auf dieses Phänomen gestoßen, als ich eine dieser Schwangerschaftsshows im Fernsehen angeschaut habe. Die schwangeren Frauen schoben ihre Blusen für die Ultraschalluntersuchung hoch, und da waren sie ... Einfach schrecklich!

Entsetzt übergoss ich meinen Körper von da an jeden Tag mit Öl. Ein Ammenmärchen, ich weiß, trotzdem habe ich es versucht. Meine Theorie zu der Frage »Macht Einölen Sinn?« ist folgende: Wenn Ihre Mutter während ihrer Schwangerschaft Dehnungsstreifen bekommen hat, ist die Wahrscheinlichkeit hoch, dass Sie mit oder ohne Öl selbst welche bekommen werden. Wenn sie keine hatte, stehen Ihre Chancen, keine zu bekommen, recht gut. Mit anderen Worten: Öl dient lediglich dazu, Ihnen das Gefühl zu geben, den Prozess besser kontrollieren zu können.

Ob hilfreich oder nicht, es gibt viele Frauen, die auf ihr Öl schwören. Machen Sie ruhig weiter, wenn Sie zu denen gehören. Zumindest bleibt Ihre Haut dadurch schön geschmeidig, außerdem macht es Spaß. Ich ließ mich am liebsten abends von meinem Mann einreiben, bis ich so ölig war, dass ich mich wie eine Scheibe Schinkenspeck fühlte. Als mir dieser Vergleich in den Kopf schoss, war es mit dem Spaß an der Sache dummerweise vorbei. Wenn Sie noch mehr über unsere Aktivitäten im Schlafzimmer erfahren wollen, dann sollten Sie weiterlesen.

Jetzt möchten Sie natürlich gerne wissen, ob ich die gefürchteten Streifen schließlich bekommen habe oder nicht. Ja, habe ich. Ich bekam sie auf meinen Brüsten und an meinem Hintern, aber nicht an meinem Bauch. Also hatte ich Glück im Unglück. Ich schaue mir meinen Hintern einfach nicht mehr an und werde das auch ganz sicher nicht mehr tun, bis irgendjemand eine Zaubercreme oder eine neue Behandlungsmethode erfunden hat. Plastische Chirurgen behaupten, dass sie Dehnungsstreifen mithilfe einer Laserbehandlung reduzieren können. Hört mal, Jungs, ich will, dass die WEG sind, nicht nur reduziert, also arbeitet gefälligst etwas intensiver an einer Heilmethode, ja?

Ich muss mich nur kurz fünf Minuten hinlegen …
Okay, vielleicht drei Monate …

Müdigkeit

Stellen Sie sich vor, Sie bleiben die ganze Nacht über wach, laufen dann einen Marathon, waschen 300 Maschinen Wäsche und rechen Blätter auf einem Fußballfeld zusammen, und das alles an einem einzigen Tag. Wie müde wären Sie dann wohl? Genauso müde fühlte ich mich an JEDEM TAG in meinem ersten Schwangerschaftsdrittel. Es war, als hätte sich jemand in meinen Körper geschlichen und die ganze Energie herausgesaugt. Eigentlich wirklich erstaunlich, dass wir Schwangeren überhaupt noch von der Couch hochkommen, da unser Körper doch so viel an den Embryo abgeben muss. Wie Sie aus dem bereits Gelesenen ja wissen, hatte ich echt oft Mühe damit. Ich konnte manchmal sogar kaum mehr reden. Wenn Freunde mich nachmittags anriefen, dann hörte ich mich an, als sei ich betrunken, weil ich so müde war. Mein tägliches Ziel bestand darin, wenigstens eine Stunde lang fernzuschauen, ohne einzuschlafen.

Natürlich habe ich auch während meiner Schwangerschaft gearbeitet, aber nicht jeden Tag von morgens bis abends. Einen Nine-to-five-Arbeitstag hätte ich mir gar nicht vorstellen können.

Ich habe großen Respekt vor all den Frauen da draußen, die das machen müssen. Und ich hoffe wirklich, dass euch jemand eine Couch zum Ausruhen oder für das tägliche Schläfchen anbietet. Wenn Sie in Ihrem Beruf stehen müssen, dann sollten Sie auf jeden Fall einen Stuhl fordern. Diese Erschöpfung beginnt schon sehr früh, wenn man es Ihnen noch gar nicht ansieht. Aber auch wenn Sie vielleicht noch nicht schwanger aussehen, wird Ihr Körper Sie jede Sekunde daran erinnern.

Wie mein Mann mir heute noch gerne in Erinnerung ruft, war ich in der Schwangerschaft manchmal so müde, dass ich mitten im Gespräch anfing zu schnarchen. Ich saß zum Beispiel im Bett, redete mit ihm und dann – peng … weg war ich. Es gab auch Zeiten, in denen ich den Schlaf regelrecht kommen spürte. So ähnlich fühlt es sich wohl an, wenn eine Riesenwelle auf einen zukommt. Aus heiterem Himmel sagte ich dann: »Oh, oh.« Mein Mann wusste genau, was das bedeutet, und brachte mich sofort ins Bett. Das waren die schönsten Nickerchen der Welt. Nie um einen guten Rat verlegen meinte meine Mama, dass ich diese Nickerchen genießen solle, denn wenn ich erst mit Baby Nummer zwei schwanger sei, würde so etwas nicht mehr möglich sein. Es gibt einfach keine Ruhe mehr für die Erschöpfte, wenn ein kleines Kind durch das Haus fegt.

Das Erstaunliche an meiner Müdigkeit war, dass sie am Ende des ersten Schwangerschaftsdrittels wie weggeblasen war. Selbstverständlich hatte ich schon gelesen, dass ich eines Tages erfrischt und voller neuer Energie aufwachen würde. Aber als es dann tatsächlich so eintrat, war ich doch überrascht, auch wenn die Bücher natürlich in vielem recht hatten. Obwohl man also darauf vorbereitet sein müsste, ist es ein erstaunliches Gefühl. Jetzt kommt die Zeit, in der Sie alle wichtigen Dinge erledigen sollten, bevor Sie sich von der Form her einem Werbe-Zeppelin annähern. Zum Beispiel könnten Sie das Kinderzimmer einrichten, denn raten Sie mal, wer ganz sicher zurückkommt, wenn das letzte Schwangerschaftsdrittel beginnt? Richtig … der Sandmann, und diesmal hat er wirklich viel Sand dabei!

Das Schwein auf der Weide

Sex in den neun Monaten

Schweine grasen nicht auf der Weide, ich weiß, aber ich fand, dass es besser klingt als: das Schwein im Schlamm. Aber wie auch immer Sie es formulieren wollen, ich fühlte mich in den seltenen Fällen, in denen mein Mann und ich in den neun Monaten Sex hatten, so.

Alle Bücher, die sich dem Thema »bequeme Stellungen« widmen, kommen zu dem Schluss, dass die Doggy-Stellung, also von hinten, am besten sei. Das mag bei Idealgewicht ja vielleicht ein tolles Gefühl sein, aber wenn man fast 100 Kilogramm wiegt, dann fühlt man sich nicht wie ein edles Hündchen, sondern eher wie ein Schwein. Und sicher habe ich mich auch so angehört, denn meine Schreie (natürlich aus Lust und Verlangen) klangen mehr nach Quieken als nach Oohs und Aahs.

Mir war die ganze Zeit über klar, dass sich mein Mann stark auf seine fantasieanregenden Klappkalender konzentrieren musste, denn ich war mit Sicherheit keine Versuchung mehr für ihn. Und ich wollte eigentlich nur möglichst schnell diesen Schweinesex hinter mich bringen, aber als gute Ehefrau hielt ich durch, denn ich wollte ja, dass es meinem Mann gut ging. Ich muss leider zugeben, dass ich während der gesamten Schwangerschaft in der Beziehung nicht gerade viel für meinen Mann getan habe. Ich hätte ihm immerhin gelegentlich anbieten können, ihm einen zu blasen, aber so, wie ich mich jeden Tag fühlte, hätte man mir dafür gar nicht genug Geld zahlen können.

Damit Sie das Ganze noch besser verstehen: Mein Mann ist sehr mager. Höllisch sexy, aber sehr mager. Die meisten Frauen würden für seinen Fettstoffwechsel Verbrechen begehen. Wenn ich mich nun aber in besagte Stellung begab und wir loslegten, dann konnte ich fühlen, dass sein ganzer magerer Körper nur halb so breit war wie mein Hintern. Kein Witz. Ich musste ständig daran denken, dass sein dünnes Gestell womöglich einfach zwischen meinen Pobacken hängen bleiben würde.

Deshalb kniff ich jedes Mal, wenn ich seine Stöße spürte, meine Pobacken zusammen, um zu verhindern, dass er komplett dazwischengequetscht wurde. Außerdem konnte ich das Gefühl nicht loswerden, dass falsch war, was wir taten. Es trägt auch nicht gerade zur Steigerung des Selbstwertgefühls bei einer schwangeren Frau bei, was gerade sie doch so nötig hätte. Mein Rat deshalb: Versuchen Sie es erst gar nicht, wenn Ihnen nicht danach ist. Überlassen Sie das mit den Schweinen lieber irgendeinem einsamen Bauern.

Der Moment der Wahrheit

Wehen und Geburt

Nachdem Sie gelesen haben, was im Vorfeld der Geburt alles passiert ist, glauben Sie vielleicht, dass es nun, da die Zeit der Wehen und der Geburt gekommen war, nicht mehr so schlimm für mich werden konnte. Ich hatte doch eigentlich schon genug ausgehalten, oder? Leider nein! Noch heute, beim Schreiben dieses Abschnitts, kommen mir die Tränen, wenn ich an das Ende der Schwangerschaft denke. Keine Sorge, es wird auch was zum Lachen geben, aber seien Sie gewarnt: In diesem Kapitel wird es wirklich ernst, also …

Mein Name ist Jenny, und das ist meine Geschichte.

An einem Freitagmorgen im Mai wachte ich auf und fühlte mich unglücklich wie so oft, auch wenn ich an diesem besonderen Tag vielleicht noch ein bisschen unglücklicher war als sonst. Ich rollte mich also von meiner harten Matratze und merkte, dass ich multiple Braxton-Hicks-Kontraktionen hatte.

Dass es sich darum handelte, erkannte ich daran, dass sie nicht wehtaten, aber alle paar Minuten wiederkehrten. Ich watschelte zur Toilette und bemerkte, dass mein Darm sehr rege und darauf aus war, entleert zu werden. Während ich noch auf der Toilette saß, meinte ich zu spüren, dass die Wehen einsetzten. Gut möglich, immerhin stand ich kurz vor dem Stichtag.

Was tun? Nun, jede normale Frau würde ihren Mann alarmieren und sicherstellen, dass die Tasche gepackt ist, und so weiter und so fort. Ich natürlich nicht. Stattdessen rief ich meinen Friseur an und machte einen Termin aus, da ich auch auf den allerersten Fotos gut frisiert sein wollte. Zugegeben, ich bin manchmal etwas komisch.

Ich ging also zum Friseur, und als Strafe dafür bekam ich augenblicklich starke Krämpfe. Obwohl mir mein Friseur zuredete, dass ich nach Hause gehen solle, und mich für verrückt erklärte, klammerte ich mich bis zum Schluss an meinem Stuhl fest. Monate zuvor war mein Friseur bereits Zeuge meiner vorzeitigen Wehen geworden, erinnern Sie sich? Ich überstand die letzten Momente der Haarpflege schwitzend und stöhnend. Als ich schließlich zu Hause war, konnte ich mich nicht hinlegen, da ich zu aufgeregt war. Mir war bewusst, dass es noch ein bisschen dauern würde, bevor wir ins Krankenhaus fahren konnten. Da es Psychotussi nicht mehr gab, erinnerte ich mich plötzlich mit überraschender Klarheit an die »4-1-1-Regel«, die meine Ärztin mir eingetrichtert hatte: Meine Kontraktionen mussten eine Stunde, bevor ich ins Krankenhaus ging, vier Minuten auseinanderliegen und eine Minute andauern.

Jetzt hieß es, Zeit totschlagen. Ich schlich mich auf die Toilette und zog meinen einsatzbereiten Einlauf hervor. Er sah fies, fremd und bedrohlich aus, aber ich dachte ernsthaft darüber nach, ihn zu benutzen. Schließlich war meine größte Angst nicht, dass meine Vagina zerreißen könnte, sondern dass ich auf das Entbindungsbett im Kreißsaal machen würde. Nachdem ich zehn Minuten lang mit Wehen in der Toilette gestanden und mich schrecklich gefühlt hatte, kam ich zu dem Schluss, dass es wirklich das Letzte war, was ich wollte, mir jetzt noch etwas in den Hintern zu stecken. Also warf ich den Einlauf weg – und gab damit auch jegliche Hoffnung auf eine häufchenfreie Geburt auf.

Um Mitternacht waren meine Wehen schließlich so, dass wir meinen Koffer packten und nervös ins Krankenhaus fuhren. Auf der Fahrt dorthin versicherten mein Mann und ich uns gegenseitig, dass wir uns fühlten, als ob wir am Rande des Grand Canyons stünden und nicht wüssten, ob wir fliegen oder abstürzen würden. Wir hatten Angst davor, was da auf uns zukommen sollte, und waren uns auch bewusst, dass sich unser Leben gerade das letzte Mal nur um uns beide drehte. In einigen Stunden würden wir für ein neues Leben verantwortlich sein. Kein Unsinn mehr! Die Realität ist da, Leute. Wir schauten uns an und lächelten. Als wir schließlich im Krankenhaus ankamen, wurden wir schnell zum Bereich für die Geburtsvorbereitung gebracht.

Von da an ging es wieder langsamer voran. Wie bei den vorgeburtlichen Wehen bekam ich einen Riemen um den Bauch, um den Herzschlag des Babys zu beobachten und die Kontraktionen zu messen. Meine süße kleine Krankenschwester fragte, ob ich schon jetzt an eine Rückenmarkinfusion angeschlossen werden wollte. Das überraschte mich etwas, denn ich hatte keine besonders starken Schmerzen, allerdings hatte ich einige Horrorgeschichten von Frauen gehört, die zu lange damit gewartet hatten und dann keine Rückenmarkinfusion mehr bekommen konnten. Dann gab es aber auch die Geschichten von Frauen, die sie zu früh bekommen hatten, mit der Folge, dass die Wirkung kurz vor der Geburt nachließ. Ich fragte sie daher, ob es ihrer Meinung nach bald so weit sein würde, aber sie lachte nur und sagte: »Meine Liebe, es ist jetzt Mitternacht, und bei Ihnen wird es wahrscheinlich nicht vor drei Uhr nachmittags losgehen.« Also beschloss ich, mit der Infusion noch zu warten. Besonders wild war ich sowieso nicht auf eine Nadel in meinem Rücken.

Nach etwa einer Stunde, als ich mich in dem Zimmer fast schon zu Hause fühlte, schossen mir Bilder von mir selbst bei der Geburt durch den Kopf … Ich wäre beinahe durchgedreht, denn mit einem Schlag war mir klar, dass das nicht wieder einer der unzähligen Tagträume war, die ich während der Schwangerschaft gehabt hatte. Nein, das war real. Und der Gedanke, einen Riesenkopf durch meine kleine Vagina pressen zu müssen, machte mir Angst, und ich war überzeugt, dass meine Vagina die einzige auf der Welt war, die dieser Herausforderung nicht standhalten würde. Wie sollte das auch funktionieren? Meine Vagina würde sich nie im Leben zu einem riesigen Loch von der Größe einer Wassermelone ausdehnen. Mein Mann versuchte, mich zu beruhigen, aber es gelang ihm nicht wirklich. Ich hatte einfach zu viel Angst.

Meine einzige Hoffnung war, dass ich meinen Seelenfrieden mit einer Rückenmarkinfusion wiedererlangen würde. Daher beschloss ich, mit dem nächsten Anästhesisten zu flirten, der hereinkommen würde, damit er mir sofort eine Extraportion Medikamente geben würde. Das ist der Beweis dafür, dass ich tatsächlich während des Lamaze-Kurses eingeschlafen bin. Denn wenn ich gut zugehört hätte, hätte ich gewusst, dass eine Maschine mit Zeitschalter und kein Mensch die Rückenmarkinfusion während der Wehen dosiert.

Nach einer gefühlten Ewigkeit kam endlich ein müde aussehender Arzt mit seiner Infusionsausrüstung herein, und ich fing an, meinen Charme spielen zu lassen. Offenbar hatte ich vollkommen verdrängt, dass ich nicht mehr die 62 Kilogramm schwere Frau mit den langen falschen Wimpern war, sondern ein massiger Wal von 92 Kilogramm mit teigiger, blasser Haut. Der Anästhesist merkte nicht einmal etwas von meinen Einschmeichelversuchen, leistete aber ganze Arbeit bei der Ausführung der Rückenmarkgeschichte. Überraschenderweise tat es gar nicht so weh, wie ich erwartet hatte. Etwa zehn Sekunden lang stach es ein bisschen, dann hörte es auf – jetzt konnte der Spaß beginnen. Unterhalb meiner Taille spürte ich nichts mehr. Was für ein Wunderzeug! Mein Mann erzählte mir später, dass ich an diesem Punkt zum ersten Mal gelächelt habe, seit ich in das Krankenhaus eingeliefert worden war.

Die Schwester riet mir, mich noch etwas auszuruhen, da es zwei Uhr nachts war und ich meine Kraft noch brauchen würde. Kraft, wieso? Dann holte mich die Wirklichkeit wieder ein. Alles hatte ja gerade erst angefangen. Ich musste immer noch einen Riesenkopf durch meine Vagina quetschen. Also wieder ein Panikanfall. Mein Mann kauerte währenddessen zusammengefaltet auf einem winzigen Stuhl und schnarchte. Ich starrte still an die Decke und versuchte verzweifelt, einen Ausweg aus dieser Situation zu finden. Ich war mir sicher, dass ich die Geburt nicht schaffen würde. Zu guter Letzt versuchte ich, mich damit zu beruhigen, dass es ja noch so früh war und die Schwester gesagt hatte, dass es wahrscheinlich erst am Nachmittag losgehen würde, also würde es vollkommen ausreichen, erst dann panisch zu werden.

Jede Viertelstunde kam eine Schwester herein und sah nach dem Rechten. Selbst wenn ich gewollt hätte, war es deshalb unmöglich, zu schlafen. Der große Zeiger an der Wanduhr bewegte sich gerade ganz nach oben, es war also exakt vier Uhr morgens, als ich plötzlich in meinem unteren Bereich etwas Seltsames spürte. Zuerst dachte ich, dass ich mich selbst angepinkelt hätte, aber ich hatte ja einen Katheder – eine sehr angenehme Sache übrigens, die Sie schätzen werden –, darum konnte das eigentlich nicht sein. Plötzlich dämmerte mir, was los war, meine Fruchtblase war geplatzt. Erschrocken rief ich nach meinem Mann und schrie immer wieder: »Meine Fruchtblase ist geplatzt, Schatz! Meine Fruchtblase ist geplatzt, Schatz!« Doch das Einzige, was zurückkam, war das tiefe Schnarchen eines Grizzlybären. Er war total weggetreten. Bitte, bitte, gebt mir auch was von dem Zeug, das er genommen hat!

Also klingelte ich nach der Schwester, die dann auch bestätigte, was ich bereits angenommen hatte. Ein Tipp noch am Rande: Seien Sie möglichst nett zu den Schwestern, dann werden die das auch erwidern. Die Frau neben mir zickte eine Krankenschwester ganz klar an, und ich kann Ihnen nur so viel sagen, dass sie es direkt zurückbekommen hat. Seien Sie freundlich und zeigen Sie den gebotenen Respekt, dann wird Ihr Krankenhausaufenthalt um einiges angenehmer sein.

Nachdem sie die Sache mit der Fruchtblase bestätigt hatte, warnte mich die Schwester, dass meine Kontraktionen jetzt stärker werden würden und dass nun die aktiven Wehen auf mich zukämen. Und wie reagierte ich? Ich wäre fast ausgeflippt. Die Uhr schien plötzlich fürchterlich laut zu ticken. Die meisten Frauen wollen ja, dass alles schnell geht, damit sie die Wehen hinter sich bringen, aber ich nicht. Ich wünschte mir nur irgendeinen Zaubertypen, der die Zeit anhalten könnte. Denn meine Mutter war mit dem Flugzeug unterwegs und würde frühestens mittags bei uns sein können. Ich brauchte sie aber dringend, denn ich hoffte wirklich auf ihre Hilfe oder zumindest auf ihre Unterstützung bei der Flucht.

Zeitsprung auf neun Uhr morgens. Mir kam es vor, als sei eine Ewigkeit vergangen. Ich hatte keine Minute Schlaf abbekommen, und meine Nägel hatte ich während der Nacht bis zum Anschlag abgekaut, vor allem als die Öffnung des Muttermundes überprüft wurde. Da die Rückenmarkinfusion wirkte, waren Schmerzen jedoch kein Thema. Wie kann man eigentlich darauf verzichten wollen? Zu diesem Zeitpunkt war der Muttermund schon ziemlich offen, aber mein Mann schlief IMMER NOCH. Verdrängung ist anscheinend ein prima Schlafmittel.

In der nächsten Stunde trudelte meine Familie langsam ein. Zuerst kam meine Schwiegermutter, die ich wirklich sehr schätze, dann meine Schwestern und schließlich das strahlendste Wesen auf Erden – meine Mutter. Sie fiel mir in die Arme, und ich packte sie so fest, als wären wir in einer Achterbahn unterwegs. Als ich ihr gestand, wie viel Angst ich hatte, beruhigte sie mich, indem sie mir über das Haar strich, wie es nur eine Mutter kann.

Dann war es Mittag, und wieder spürte ich, dass in meinem unteren Bereich etwas Seltsames vor sich ging. Ich kann es nicht wirklich gut beschreiben, aber es fühlte sich an, als würde eine riesige Grapefruit an den Wänden meiner Vagina hinabrutschen. Kein Schmerz, nur Druck, aber sehr viel Druck. Als ich meine Mutter mit großen wässrigen Augen ansah und sie fragte, was denn da los sei, lächelte sie nur und meinte, dass das Baby sich wohl nach unten bewege und dass es wahrscheinlich bald mit dem Pressen losgehen würde. Aber war ich wirklich schon bereit zum Pressen? Es war doch noch gar nicht so lange her, dass mein Muttermund kaum geöffnet war …

Also klingelte ich nach der Schwester und bat sie, mich noch einmal zu untersuchen. Doch Mama hatte recht: Der Muttermund war nun schon 8 von den 10 benötigten Zentimetern offen. Die Schwester rief daraufhin den zuständigen Arzt an, damit er sich auf den Weg machte.

Jetzt erwachte auch mein Mann von den Toten und versuchte, mir tröstend zur Seite zu stehen. Meine ganze Familie war um mich herum versammelt, aber das konnte meine Angst vor den bevorstehenden Ereignissen auch nicht mindern. Es baute sich IMMER MEHR DRUCK auf, als plötzlich neben mir ein Piepsen losging. Meine Frage, was das sei, beantwortete die Schwester vollkommen ruhig und lächelnd: »Ach, das ist nur Ihre Infusion, die ist jetzt abgelaufen.«

»WAS!? DAS SOLL WOHL EIN WITZ SEIN? KOMMT GAR NICHT INFRAGE. DAS MÜSSEN SIE VERSTEHEN, ICH KANN ES NICHT AUSHALTEN, IRGENDWAS ZU FÜHLEN, NICHT EINMAL EIN BISSCHEN SCHMERZ. HOLEN SIE BITTE JEMANDEN, SOFORT!«

Sie erklärte mir, dass das Pressen bald beginnen würde und dass ich ein bisschen Schmerz fühlen müsse, um richtig pressen zu können. Ich aber bestand darauf, dass ich nur pressen würde, wenn sie mir wieder etwas geben würde. Jetzt gesellte sich der Arzt zu uns, und ich flehte auch ihn an, mir zu helfen. Dafür versprach ich ihm, dann besser zu pressen als jede Frau, die er jemals gesehen hatte. Er lächelte und willigte ein, aber ich war mir nicht sicher, ob er mir auch wirklich mehr geben würde.

Als der Muttermund kurz darauf 10 Zentimeter geöffnet war, meinte der Arzt, dass das Spiel nun losginge. Meine Familie war tapfer an meiner Seite, wobei meine Mutter ein Bein hielt und meine Schwiegermutter das andere. Der Anblick muss wirklich wunderbar gewesen sein!

Ich fing also an zu pressen, wobei mir plötzlich bewusst wurde, dass ich keine Ahnung hatte, ob ich auch tatsächlich presste, weil da unten alles taub war. Natürlich verriet ich nichts, weil ich Angst hatte, dass man mir sonst die weitere Infusion verweigern würde. Also presste ich richtig fest, so als würde ich auf der Toilette sitzen … Toilette???

Im gleichen Moment schoss mir durch den Kopf: »Oh nein, mache ich jetzt gerade auf das Bett? Keine Ahnung, ich kann ja da unten nichts fühlen.« Zum Glück dauerte dieser Panikanfall nur etwa zwei Sekunden, denn zu diesem Zeitpunkt war es wirklich so, wie meine Mutter gesagt hatte: Auch wenn ich den ganzen Raum vollgemacht hätte, wäre mir das letztendlich egal gewesen. Einige Zeit später sollte mir mein Mann allerdings schonend beibringen, dass es leider tatsächlich so gewesen war …

Mein Arzt und die Schwestern lobten mich, dass ich großartig pressen würde. (Es ist doch tatsächlich immer wieder ein Ansporn, »dem Lehrer« gefallen zu wollen!) Sie rieten mir auch, ein bisschen Kraft zu sparen und zu versuchen, zwischen den Kontraktionen etwas auszuruhen. Etwa zu diesem Zeitpunkt spürte ich, dass meine Körpertemperatur anstieg. Ich schrie daher meinen Mann an, dass er sofort einen nassen Lappen besorgen solle.

Er kam mit einem Lappen zurück, dessen eine Ecke leicht feucht war. Vollkommen entnervt brüllte ich ihn an, dass er das blöde Ding komplett in Eiswasser tauchen solle, weil ich sonst ganz sicher sterben würde.

Ich presste stärker, und der Arzt meinte, dass er schon den Kopf sehen könne. Daraufhin beschlossen alle meine Schwestern, unbedingt einen Blick auf das Geschehen dort unten erhaschen zu wollen. Ich beobachtete ihre Gesichter, weil ich sehen wollte, wie freudig aufgeregt sie waren. Stattdessen wirkten sie, als hätten sie gerade eine gruselige Horrorshow gesehen, bedeckten ihre Gesichter mit den Händen und wandten sich schleunigst ab. Das war zwar verständlich, aber ganz sicher NICHT DIE REAKTION, DIE ICH ERHOFFT HATTE.

Ich war jetzt total erschöpft. Da ich die ganze Nacht nicht geschlafen hatte, hatte ich kaum mehr Energie übrig. Während die Stunden vergingen, fiel ich zwischen den Kontraktionen in einen ohnmachtsähnlichen Dämmerzustand. Jedes Mal, wenn ich wegdöste, warf mein Mann einen eiskalten Lappen auf meinen Körper und auf meinen Kopf – das Ende meiner perfekten Fönfrisur –, um mich bei Bewusstsein zu halten.

Irgendwann schaffte ich es mit Mühe, ein Auge zu öffnen, und bemerkte den Ausdruck auf dem Gesicht meiner Mutter. Sofort war mir klar, dass da etwas nicht in Ordnung sein musste. Als ich zwischen meine Beine blickte, sah ich, dass der Arzt gerade mit einer Saugglocke versuchte, mein Baby herauszubekommen. Alle meine Ängste hatten sich also bewahrheitet: Meine Vagina war einfach nicht dazu geschaffen, einen Kopf hindurchzulassen! Während der Arzt mit aller Macht an der Saugglocke zog, legte eine Krankenschwester ihren ganzen Körper auf meinen Magen und versuchte, das Baby hinauszudrücken. Ich kam mir fast vor wie bei einem Ringkampf!

Meine Mutter weinte, ich schrie, und meine Schwestern wurden immer blasser. Schließlich hatte ich wirklich keinerlei Kraftreserven mehr, um zu pressen. Mein Arzt meinte daher, dass es nach zweieinhalb Stunden vergeblichen Pressens vielleicht an der Zeit sei, über einen Kaiserschnitt zu reden. Mit letzter Kraft hob ich meinen Kopf und flüsterte: »Worauf warten wir denn noch, verdammt noch mal?«

Was als Nächstes geschah, bekam ich gar nicht mehr wirklich mit. Ich wurde vorbereitet und in einen OP gerollt. Auf dem Weg dorthin war ich teilweise total weggetreten, nicht wegen irgendwelcher Medikamente, sondern aus purer Erschöpfung. Ich konnte hören, wie die Leute um mich herum sprachen, und merkte, dass ich plötzlich schneller den Gang hinuntergerollt wurde. Eine Schwester meinte, dass die Herzfrequenz des Babys schwächer werde. Ich war so erledigt, dass ich darüber noch nicht einmal erschrecken konnte. Sie warfen mich förmlich auf den OP-Tisch, klatschten ein bisschen Desinfektionsmittel auf meinen Körper und legten los. Mein Mann war an meiner Seite, und ich konnte den Schrecken in seinem Gesicht sehen, als die Schwester rief, dass die Herzfrequenz des Babys um die Hälfte gefallen sei. 30 Sekunden später zogen sie das Baby heraus und entwirrten die Nabelschnur, die sich um seinen Hals gewickelt hatte. Ich lag dort auf dem Tisch festgebunden, vom Hals abwärts gelähmt, wie gekreuzigt.

Sie brachten das Baby rasch zu einer Seite des Raumes. Ich wusste, dass einem das Baby nach einem Kaiserschnitt normalerweise über den Vorhang hinweg gezeigt und das Geschlecht genannt wird. Da dies bei mir nicht geschah, ahnte ich, dass etwas nicht in Ordnung sein musste. Tränen strömten über mein Gesicht, ich schaute meinen Mann an und fragte ihn, was denn los sei. Ebenso angsterfüllt wie ich sagte er nur: »Ich weiß nicht, Schatz.«

Als eine Schwester zur Seite trat, konnte ich mein Baby sehen, das blau und unbeweglich auf einem Tisch lag. Leute standen um es herum, verabreichten ihm Sauerstoff, gaben ihm leichte Klapse und riefen beschwörend: »Na los, kleiner Mann, atme!« An dieser Stelle hielt ich den Atem an, und das Geschehen um mich herum schien wie in Zeitlupe weiterzulaufen, während wir auf einen Babyschrei warteten. Mein Mann war blass wie die Wand, und ich fühlte mich wie in einer schlechten Krankenhausserie, nur leider passierte das alles in der Realität.

Plötzlich ertönte ein zartes »Waa, waa«. Er schrie! Am liebsten wäre ich sofort aufgesprungen und zu ihm gelaufen, aber ich war immer noch an den Tisch gefesselt. Mein Mann lief hinüber zu dem Baby, kam zu mir zurück und berichtete mir erleichtert, wie süß unser Junge sei. Dann ging er wieder zu dem Baby zurück, um sich als sein Papa vorzustellen. Bei mir führten die Nervenanspannung, die Medikamente und die Erschöpfung jetzt dazu, dass ich mich erbrechen musste. Kein hübscher Anblick! Aber auch das war mir egal, wichtig war nur, dass mein Baby gesund war.

Sobald man unser Baby gereinigt und versorgt hatte, kam mein Mann mit diesem kleinen Bündel, das unser Sohn war, zu mir hinüber. Ich konnte nicht aufhören zu weinen, und als meine Hände losgebunden wurden, konnte ich endlich seine kleine Wange berühren und ihm schließlich auch ein Küsschen geben. Es war einfach unglaublich, ein Wunder!

Ich sagte zu meinem Mann: »Schau nur, Schatz, er blinzelt.« Ein einziges Blinzeln ließ alles so viel realer werden als all die Tritte, die ich bisher im Bauch gespürt hatte. Schauer schüttelten meinen Körper, und ich spürte, wie sich mein Herz weit für dieses neue Geschöpf öffnete. Das Gesicht meines Mannes glühte, und er strahlte, als hätte er gerade in das himmlische Paradies geblickt. Bewundernd starrten wir beide auf das Schönste, das wir in unserem Leben bisher je gesehen hatten.

Das Leben war gut. Unser Leben würde großartig werden. Ich hatte so viel vor mit diesem Jungen. Ich würde ihm so viel Liebe geben, dass er mühelos die Welt erobern würde. Zu beobachten, wie mein Mann vor Liebe glühte, rührte mich zutiefst. Ich glaube nicht, dass er genug Platz in seinem Körper hatte, um all die Liebe unterzubringen, die er da gerade spürte. Unser Junge lebte und war gesund, und wir himmelten ihn an.

Ein Kind zu haben verändert das Leben komplett und ist so unglaublich wunderbar. Sie werden sehen, dass das Beste, was das Leben zu bieten hat, die Fähigkeit ist, Leben zu SCHENKEN … Offen gestanden bin ich richtig eifersüchtig auf all die Gefühle und die Freude, die Sie erleben werden. Ich hatte wirklich eine schwierige Zeit, aber wie ich bereits am Anfang gesagt habe, würde ich keine Sekunde zögern, das Gleiche noch einmal durchzumachen – und vielleicht werde ich es ja auch tun …

Willkommen im besten Job, den Sie jemals haben werden: Jetzt beginnt das Muttersein!

Ich möchte wiederholen

Tabus für den Mann

Auf den nächsten Seiten finden Sie einige Ratschläge für Ihren Mann. Die Liste mit den Dingen, die er sich lieber zu Herzen nehmen sollte, ist nicht lang. Ach, streichen Sie das »lieber«. Es sind seine Pflichten, damit es Ihnen gut geht. Weil ich stets an Ihre Bedürfnisse denke, habe ich diese Regeln im Folgenden niedergeschrieben, damit Sie die Seiten herausreißen und an den Kühlschrank kleben können. All diese Ratschläge sind für ihn geschrieben, so als hätten Sie das selbst getan. Ich habe den Eindruck, dass es vielen von uns schwerfällt, bei diesen Themen ganz klar zu sein. Deshalb kann diese Liste Sie dabei unterstützen, damit Ihr Herzallerliebster auch wirklich weiß, was Sie von ihm während dieser Schwangerschaftsmonate brauchen. Vielleicht können diese Anregungen ihm dabei helfen, bei Ihnen weniger oft das Erscheinen der Psychotussi heraufzubeschwören.

Ich rate dir …

Starre oder glotze keine andere Frau an oder mache ihr Komplimente über ihr Aussehen. Ich weiß, dass mein Körper sich vor deinen Augen in einen Ballon verwandelt, aber wenn ich dich dabei erwische, dass du jemand anderen bewundernd anschaust, bringt das mein Selbstwertgefühl um. Und dann muss ich vielleicht dich umbringen.

Versuche nicht, bei einem Streit die Oberhand zu gewinnen. Es ist völlig sinnlos. Wenn du schnell nachgibst, wird unser Leben um so viel leichter sein. Ich weiß, dass mein Verhalten zurzeit nicht immer besonders sinnvoll ist, aber denke immer daran, dass mein Körper eingenommen wurde und mein Gehirn derzeit nicht so funktioniert wie sonst. Reiß dich zusammen, ein paar Monate nach der Geburt werde ich wieder ganz normal sein.

Versuche nicht, meine Fressattacken zu besänftigen. Kein noch so vernünftiger Grund wird mich davon überzeugen können, dass ich jetzt kein Eis oder keine Brownies oder keine Nudeln brauche. Selbst wenn ich um drei Uhr morgens eine Büchse Sardinen möchte, solltest du deinen süßen Hintern schnellstens zum Laden bewegen und mir das Gewünschte besorgen.

Missachte nicht meinen Harndrang, wenn du am Steuer sitzt. Es ist viel einfacher, sich fünf Minuten Zeit zu nehmen und an der nächsten Tankstelle zu halten, als hinterher die hübschen Ledersitze zu reinigen.

Schenke außer meinem Bauch, der ja dicker werden darf und von dir bewundert werden soll, meinen anderen dicker werdenden Körperteilen keinerlei Aufmerksamkeit. Selbst wenn du es vielleicht für ein Kompliment hältst, hört keine Schwangere es gern, wenn der Mann, den sie liebt, sagt, dass ihr Hintern mit ein bisschen mehr Fleisch daran gut aussieht.

Tabus für den Mann

Fordere keinen Sex, wenn ich nicht in der Stimmung dazu bin (was wahrscheinlich meistens der Fall sein wird). Geh masturbieren, das ist völlig okay für mich.

Vermeide alles, was die Psychotussi in mir wecken könnte. Provoziere mich nicht mit unerwünschten Bemerkungen, auch nicht mit Komplimenten, die ich möglicherweise missverstehen könnte.

Ignoriere mich nicht, wenn ich niedergeschlagen bin, auch wenn das jetzt wahrscheinlich öfter vorkommt, als du je für möglich gehalten hättest. Du musst wissen, dass ich in diesen Momenten eine Umarmung am nötigsten brauche. Und an dcine Schulter lehne ich mich eben am liebsten.